早期消化道癌和
消化内镜的*那些事儿*

戎龙　主编

科学技术文献出版社
SCIENTIFIC AND TECHNICAL DOCUMENTATION PRESS
·北京·

图书在版编目（CIP）数据

早期消化道癌和消化内镜的那些事儿 / 戎龙主编. —北京：科学技术文献出版社，2023.1
ISBN 978-7-5189-9943-9

Ⅰ.①早…　Ⅱ.①戎…　Ⅲ.①消化系肿瘤 ②消化系统疾病—内窥镜检
Ⅳ.① R735 ② R570.4

中国版本图书馆 CIP 数据核字（2022）第 243739 号

早期消化道癌和消化内镜的那些事儿

策划编辑：张凤娇 责任编辑：张凤娇 责任校对：张永霞 责任出版：张志平

出　版　者	科学技术文献出版社
地　　　址	北京市复兴路15号　邮编100038
编　务　部	（010）58882938，58882087（传真）
发　行　部	（010）58882868，58882870（传真）
邮　购　部	（010）58882873
官 方 网 址	www.stdp.com.cn
发　行　者	科学技术文献出版社发行　全国各地新华书店经销
印　刷　者	中煤（北京）印务有限公司
版　　　次	2023 年 1 月第 1 版　2023 年 1 月第 1 次印刷
开　　　本	787×1092　1/32
字　　　数	71千
印　　　张	4.5
书　　　号	ISBN 978-7-5189-9943-9
定　　　价	30.00元

编辑委员会名单

作为毕生为专家服务的学会工作人员，在我的印象中，北京大学第一医院长期以来不仅是我国消化疾病研究的重镇，而且学术巨擘云集，人才辈出。中华医学会消化内镜学分会主任委员张齐联、中华医学会消化病学分会主任委员贾博琦、中国医师协会消化医师分会创始会长刘新光均出自该院，他们在学术界的地位无出其右。如今，令我欣喜的是，北京大学第一医院戎龙教授主编的《早期消化道癌和消化内镜的那些事儿》一书的出版，证明了他们对医学科普工作也高度重视。

随着我国人民群众物质生活水平的大幅度提高，人均寿命明显延长，癌症已经成为严重威胁国人健康的顽疾。如今我国恶性肿瘤的病死率已占全部死因的24%，且每年的医疗花费超过2200亿。李兆申院士指出，我国是名副其实的消化道癌大国，食管癌、胃癌、结直肠癌占所有肿瘤死亡者的30%，全球一半以上的食管癌和胃癌发生在我国。三大消化道癌已然成为压迫国民健康的"三座大山"，不仅给个人带来巨大的痛苦，也对家庭和社会造成沉重的负担。要想彻底改变这种局面，癌症防控的首要任务就是尽早诊治。

早期消化道癌大部分可通过消化内镜进行微创治疗以实现治愈，5年生存率超过90%；而中晚期患者即使手术和放疗、化疗，5年生存率仍不足30%。让人扼腕叹息的是，目前我国85%的消化道癌在确诊时已经属于中晚期。

针对严峻的现状，如何有效预防和早期诊治癌症，降低癌症的发病率和病死率，是医者必须面对的现实问题和义不容辞的职责。为了以实际行动落实国家"没有全民健康，就没有全面小康"的指示精神，在传承学术研究精髓的同时，不负医学科普的社会责任，作为北京大学第一医院内镜中心常务副主任，戎龙在前辈年卫东和冯秋实教授的指导下，带领其意气风发的年轻团队，发挥各显神通的专业特长，通过和衷共济的不懈努力，为普罗大众提供了这部关于早期消化道癌防治的科普精品。

这本精美的口袋书，主要介绍了消化内镜的前世与今生，中国消化道肿瘤的现状，如何通过消化内镜发现、诊断和治疗食管癌、胃癌、大肠癌（尤其是早期食管癌及早期胃癌），以及消化内镜的多种功能、诊疗前后的注意事项等。在这本通俗易懂、引人入胜、图文并茂的科普佳作中，尤为值得称道的是，为适应融媒体时代的读者需求，他们将众多消化内镜高清图像和视频都上传到微信公众号，读者只需要用手机扫描书中相应的二维码，就可以观看更多、更丰富且有动感的精彩内容。

身为中国消化事业发展的服务者和见证人，我毕生有幸与消化界的博学鸿儒们为伍，并欣喜地看到中国消化界人才辈出欣欣向荣的局面。作为自己苏北的小老乡，戎龙一直是北京消化内镜界的青年才俊。东渡日本研修归来后，他更加专注于消化道肿瘤的早期诊断及内镜下的微创治疗。经过"北医"的多年历练，已过不惑之年的戎龙不仅成为盐城人引以为傲的乡贤，更是北京乃至全国消化内镜领域的后起之秀。据我所知，戎龙不仅在内镜专业上深得名家真传且日趋精进，而且挚爱医学科普事业，多次在电视、报纸及网络媒体进行消化道肿瘤早诊早治的科普宣传，并主编多部科普书籍。2017年，他牵头创建"镜道研习社"微信公众号，实名注册会员逾3万人。截至2022年10月，学术讲座、操作演示、会议及沙龙转播观众达5200万人次，在业内享有较高的知名度。正是倾心科普事业的执着和不遗余力的付出，他于2020年入选首批国家健康科普专家库，荣获《健康报》"2021年度健康传播影响力人物"称号。

平心而论，本书的所有作者均非专业作家，都是在日常繁忙的治病救人工作之余，牺牲自己宝贵的休闲时光进行写作，他们旨在通过本书的出版，彰显出"北医人"心系病患、矢志呵护大众健康的不释情怀。正是他们的不懈努力和倾情奉献，终于使得这本集消化内镜的发展历史、最新早期消化道癌的诊疗资讯、北京大学第一医院消化内镜的实践经验于一体的科普佳作得以付梓。

这本以呵护大众健康为己任的"大家小书"的出版，有助于通过提高百姓的健康意识来服务于更多的病患，而且这也是戎龙带领其团队践行李兆申院士提出的"发现一例早癌，挽救一条生命，幸福一个家庭"健康策略的具体实践，可喜可贺！

本书值得关注消化道健康和希望享受高质量生活的有识之士开卷一阅。

是为序！

2022 年 10 月于北京

　　近年来，以胃癌、食管癌、大肠癌为代表的消化道恶性肿瘤在我国仍然高发，严重危害大众的生命与健康。2020 年，我国有 32 万食管癌新发病例，48 万胃癌新发病例，56 万结直肠癌新发病例，这三种消化道恶性肿瘤占所有恶性肿瘤的 30% 左右。有效防治消化道恶性肿瘤的原则和其他恶性肿瘤是一样的，就是早发现、早诊断、早治疗的"三早"原则。

　　"三早"原则的第一步是早发现，而且消化内镜是早期发现消化道恶性肿瘤（包括癌前病变）最有效的手段之一。染色内镜、放大内镜等新技术更有助于消化内镜发现和诊断早期消化道恶性肿瘤。

　　在早发现、早诊断的基础上，消化内镜还可以有效治疗早期消化道恶性肿瘤。近 20 年来，日益蓬勃开展的内镜黏膜下剥离术，可以让患者不需要传统的手术切除，就可以治疗早期消化道恶性肿瘤，并且保留原有脏器的结构和功能，创伤小、恢复快。

　　虽然消化内镜在早发现、早诊断和早治疗消化道恶性肿瘤的技术上已经很成熟，但是不少患者仍然不知道这项技术或对这些技术心存顾虑，因而错过了利用消化内镜诊疗消化道恶性肿瘤的良好机会。另外，在消化内镜诊疗过程也需要患者和家属的密切配合。因此，如果患者和家属知晓消化内镜诊疗的基本知识，将有利于患者更好地配合医生，一起战胜消化道恶性肿瘤。

为了向大众有效普及相关知识，特别组织我院内镜中心相关人员编写了这本科普书籍。同时也作为向我院内镜中心正式成立 10 周年的献礼。

编写这本书籍的时候，我们注重理论联系实际，在向大家阐述相关理论知识的时候，有机结合临床病例（本书中的所有病例都来自我院内镜中心的真实病例）。由于本书中相关的消化内镜图像和视频数量较多，为了方便读者了解，我们在书中相应位置插入了二维码，大家用手机扫描就可以观看。

"发现一例早癌，挽救一条生命，幸福一个家庭"。希望本书能有助于大家了解消化内镜，及时做一次胃镜或结肠镜的检查，进而守卫和促进自己的消化道健康！

戎龙

2022 年 10 月于北京

··· 目 录

消化内镜的前世与今生

　　不少朋友听说过胃镜和结肠镜，有的甚至还做过胃镜和结肠镜检查。但它们是如何被发明的，又是如何工作的，以及还有哪些特殊的功能和技术，大家就知之甚少了。其实，消化内镜的种类繁多，按照检查部位可以分为胃镜、十二指肠镜、小肠镜、结肠镜、胆道镜等。本章主要为大家详细介绍消化内镜的发明和被广泛应用的有趣过程。

患者吕大爷，63岁，有胃癌家族史，2000年做胃镜检查发现慢性胃炎，2006年和2011年复查胃镜被诊断为慢性萎缩性胃炎。2013年再次胃镜检查，发现胃溃疡。2014年到北京大学第一医院内镜中心进行胃镜检查，发现有一处胃黏膜形态异常，病理活检提示胃有低级别上皮内瘤变（中度不典型增生）。但是通过仔细地观察病变形态，结合胃镜下腺管和血管结构的特点，这处病变被高度怀疑是早期胃癌。在与患者充分沟通之后，医生最后决定对该病变行内镜黏膜下剥离术（ESD），术后病理显示该处病变局部存在高级别上皮内瘤变，属于早期胃癌，判断非常准确。

术后吕大爷非常感激地说："感谢医生对病变的锲而不舍精神，早期发现病变，并且进行了切除。由于是胃镜下的微创手术，术后很快就出院了。出院一个多月后我就与老伴报了旅游团外出旅游，饮食等生活完全不受影响。如果病变不被早期发现，那么，肿瘤长大了就需要做传统手术开刀切除部分胃，还要化疗等，生活质量将受到严重影响，很可能我就没精力去外地旅游了。"

患者术后即刻和术后 3 个月的胃镜图像比较如图
1-1 所示。

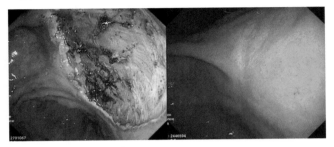

图 1-1　胃镜图像

注：左图为胃镜下黏膜切除后创面，右图为 3 个月后复查创
面愈合良好。

　　胃镜是消化内镜的一种，它通常可以直接利用光来
观察消化器官，也可以通过附带的超声探头获得消化器
官的超声影像，还可以借助外部的 X 线设备获得消化系
统的 X 线影像。为了更全面地了解消化内镜，下面介绍
一下胃镜发明的传奇历程。

　　早在 1868 年，受到魔术师吞剑表演的启示，一位
德国医生 Adolph Kussmaul 研制成功世界上第一台直管
胃镜（图 1-2），使医生能够直接观察到胃内的情况。
但是，这种早期胃镜最大的缺点是用硬质的金属管制
成，不能弯曲。检查的时候患者感觉很痛苦，医生也不
能观察到胃内所有部位的情况。

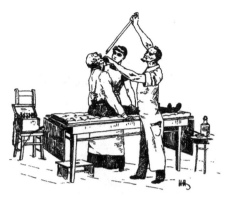

图1-2　世界上第一台直管胃镜

图片来源：Schindler R. Gastroscopy：The endoscopic study of gastric pathology（2nd ed., 1950），3，Fig.1.

1932年，德国医生Rudolf Schindler与器械制作师Georg Wolf合作研制出第一个半可屈式胃镜，命名为Wolf-Schindler式胃镜（图1-3）。它的光学系统已经较为复杂，前端具有可屈性，可在胃内弯曲30~40度，使医生能清晰地观察胃黏膜图像。Wolf-Schindler式胃镜的问世，解决了

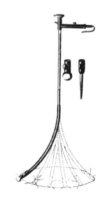

图1-3　Wolf-Schindler式胃镜

图片来源：Walk L. The history of gastroscopy. Clio Medica 1966；1：209-222.

胃镜检查的巨大阻碍，开辟了胃镜检查技术的新纪元，从此拉开了半可屈式内窥镜的序幕。

1954年，英国的Harold Hopkings和Narinder Kapany研究了利用光导纤维束传输图像的方法，为纤维光学应用于消化内镜奠定了基础。1957年，Basil Hirschowitz带领他的研究团队研制出了世界上第一个用于检查胃和十二指肠的光导纤维内镜（图1-4），从而使消化内镜开始进入纤维光学内镜的发展阶段。经过不断改进以后，这种胃镜的镜身更加柔软，并增加了前端部的可控弯曲结构，可在患者胃部回转自如，检查视野范围广，同时也极大地减少了患者的痛苦。

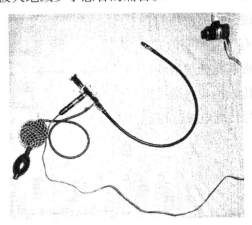

图1-4　光导纤维内镜

图片来源：Hirschowitz BI. Endoscopic examination of the stomach and duodenal cap with the fiberscope. Lancet. 1961 May，20，1（7186）：1074-1078.

1983 年，美国 Welch Allyn 公司成功研制出电子内镜，并将其应用于临床。从此以后，电子内镜逐渐代替了光导纤维内镜，现在我们所说的消化内镜通常指的都是电子内镜。电子内镜的前端用一个微型摄像头采集图像，通过电缆传输载有图像信息的电信号到达内镜主机进行处理，再通过屏幕显示出来。相比普通光导纤维内镜，电子内镜的图像清晰，色泽逼真，分辨率更高，可供多人同时观看。

📖 认识一下胃镜

胃镜（图 1-5）是消化内镜中最主要的一种。正如上文所说，目前使用的胃镜是电子胃镜。消化内镜主机中通常有负责照明的光源、负责注气送水功能的气泵，以及负责图像处理的硬件和软件系统。胃镜采集到的图像信息传入消化内镜主机中，经过计算机处理后转化为视频信号传到电视监视器，最终显示出来。

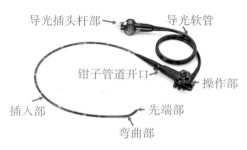

图 1-5　胃镜的组成

　　胃镜检查是公认的诊断食管、胃和十二指肠疾病最可靠的方法，世界卫生组织将胃镜作为消化道疾病诊断的金标准。随着消化内镜技术的发展，胃镜不仅能够诊断疾病，还能治疗疾病。内镜医生利用胃镜，不仅能够进行消化道止血、食管胃底静脉曲张套扎、硬化剂注射、支架置入、异物取出、狭窄扩张等操作，还能够切除早癌病变，甚至达到治愈效果。

■ 了解一下结肠镜

　　与前面介绍的胃镜相似，结肠镜也是消化内镜中最主要的一种，目前使用的结肠镜是电子结肠镜。通常，相同品牌的胃镜和结肠镜可以使用通用的内镜主机和电视监视器，前面我们已经进行过介绍，这里主要介绍结肠镜本体。

　　结肠镜与胃镜十分相似，但结肠镜的插入部通常比胃镜要长一些，插入部的直径比胃镜粗一些，弯曲半径也比胃镜大一些。这些不同的特点使其在长且弯曲的结肠中具有更好的通过性。

　　结肠镜可以对回肠末段、全结肠、直肠及肛管进行系统检查和治疗。

　　目前结肠息肉的发病率很高，在北京大学第一医院内镜中心就诊的患者中能超过 40%。结肠息肉多数都是良性的，但经过长时间发展，有一定可能性成为结肠癌。在结肠镜检查中通常可以切除结肠息肉，这是结肠镜最常用的一种治疗方法。除此以外，结肠镜还有很多用途，比如，下消化道出血的结肠镜下止血、异物取出、狭窄扩张、支架置入、痔的结肠镜下套扎或硬化剂注射，以及阑尾炎的治疗等。需要强调的是，目前，结肠镜是检出早期结直肠癌非常重要的方法，同样也可以用于早癌的微创治疗，达到治愈的效果。因此，大家必须重视结肠镜检查。

■ 具有特殊功能的消化内镜

随着消化内镜技术的发展，又出现了放大内镜、染色内镜、超声内镜等等。

一、放大内镜

顾名思义，放大内镜具有图像放大的功能。从二十世纪六十年代开始，人们就已经开发了各种纤维放大内镜，但由于其外径粗、前端长、操作性差，一直未得到广泛应用。直到二十世纪八十年代以后，得益于电子内镜技术的发展，放大内镜的操作性逐渐接近普通消化内镜，这种检查方法也日益受到重视。

目前，常用的放大内镜的放大倍率可以达到 100 倍左右，可以对消化道黏膜细微形态进行内镜观察。借助放大内镜，内镜医生可以清晰地观察到消化道黏膜的表面微结构和微血管构造。黏膜细微形态所发生的变化和异常，是放大内镜诊断的基础。在很多消化道疾病，尤其是癌症发生发展的早期阶段，用普通消化内镜进行宏观观察，其病变形态往往不显著，容易被漏诊。而在放大内镜观察下，这些病变顿时无处隐藏。2021年上市的超扩大细胞内镜的放大倍率已经达到了520倍。在检查过程中，仅使用一个内窥镜，就可以从普通视图切换到放大观察和超扩大观察，实现细胞水平的观察。

放大内镜技术的不断发展，为诊断性内窥镜检查开辟了新的可能性，逐渐打破了人们已有的认知，使得消化系统疾病的诊疗模式走向了一个崭新的阶段。

首先，在放大内镜的帮助下，内镜医生对早期消化道癌的认识得到了空前提高。以往癌症发现时常常已经是晚期，现在，早期消化道癌的诊断率逐步提高，部分国家的早期消化道癌诊断数量甚至能达到消化道癌发病总量的一半。

其次，很大一部分早期消化道癌可以通过消化内镜下微创治疗达到治愈的效果。

消化道癌，正在变为一种可以早发现，可以微创治疗的疾病。

二、染色内镜

染色内镜这个概念最初指的是内镜色素染色技术。

早在二十世纪六十年代，日本学者奥田等人在胃镜检查中使用刚果红研究胃底腺泌酸功能，津田等人发明了胃黏膜染色法内镜检查。此后关于色素染色法的报道越来越多，尤其是用于诊断肿瘤方面。目前色素染色技术主要有四种，内镜医生会根据情况进行选择。

电子内镜技术的发展又衍生出了电子染色内镜技术。电子染色的基础是特殊光成像和图像后处理技术。光在组织中会发生反射、散射、吸收等物理现象。此前的消化内镜主要使用白光作为光源，而特殊光成像利用不同波长的光在生物组织中具有不同的行为特点，使原本低反差的组织结构特征突显出来，起到了类似色素染色的效果。

图1-6是胃镜下的食管，原本模糊不清的地方经过碘染色后更加明显地突出了病变。

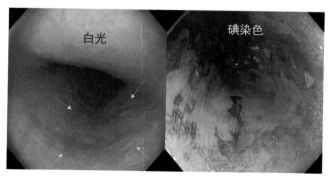

白光　碘染色

图1-6　经过碘染色后更加明显的食管病变

单纯白光内镜可能漏诊早期食管癌高达40%，但是如果增加了碘染色或者是电子染色的话，胃镜漏诊率会大大降低。同时随着消化内镜技术的不断发展，放大内镜和染色内镜新技术都能让医生更好、更清晰地发现早期癌病变。

特殊光成像的代表是奥林巴斯公司最早推出的窄带成像技术（NBI），利用血红蛋白的吸收光谱和短波长光的传播特点，使用特殊的蓝光和绿光作为光源，可以提高黏膜表面微细结构和浅层微血管网的对比度，再通过色彩重建将图像显示出来。富士胶片的智能电子分光技术（FICE）的核心则是图像后处理算法，其本质是对白光下拍摄的照片进行后期处理，选择其中某些波长进行图像重建，无须组织染色即可增加颜色差异。

上面说到的 NBI 和 FICE 只是电子染色内镜技术的两个典型代表，如今电子染色的技术方案层出不穷，本质上都是以特殊光成像和图像后处理技术为基础的衍生技术。目前，市面上在售的多种品牌和型号的消化内镜都已具备了电子染色功能。放大内镜和电子染色已经成为内镜医生发现早癌的两大法宝。

三、超声内镜

前面我们介绍的内镜都是用光来呈现图像，但可见光通常难以穿透人体组织，这使我们只能用消化内镜观察消化道最表浅的黏膜层，而难以观察到更深层的组织结构。那么，如何解决这个问题呢？

大家了解超声检查吧？医生把超声探头放到皮肤上，就能"看见"里面用肉眼无法看见的器官影像。超声波在不同组织中传播，其方向和强度会发生改变，分析反射回来的超声波就能推测出组织的结构特点，进而形成可以观察的影像，目前多用于诊断疾病。但是超声波的频率和传播距离相互制约，距离越远的部位得到的影像就越不清楚，且超声波的传播容易被空气、骨骼等阻挡，腹部脏器的超声检查容易被干扰。因此，从体表进行超声检查观察消化器官，常常得不到满意的超声影像。

把超声探头装在消化内镜前端，利用超声波到达光达不到的部位，也就可以在消化内镜检查的同时进行腔内超声探察，从而获得深部组织结构的更多信息，这就是超声内镜的基本原理。

目前，临床上使用的超声内镜主要有两种：一种是在镜身上集成有光学系统和超声系统的超声专用内镜；另一种是普通消化内镜及通过其钳道插入的细径超声探头。

超声内镜既可以观察病变的表面纹理，也可以看到病变的内部结构。由于超声探头到病变的距离近，干扰小，可以得到比体表超声检查更清晰的超声影像，内镜医生便可以了解消化道管壁各层次的组织学特征和周围临近重要器官的超声影像。因此，超声内镜技术扩大了消化内镜的诊断范围，提高了消化内镜的诊断能力。在此基础上，内镜医生还可以利用超声内镜引导，对原本难以触及的病变进行穿刺活检，为决策疾病的治疗方法提供重要依据。

第二章

借助消化内镜发现早期消化道癌

大家往往"谈癌色变"，觉得一旦得了消化道肿瘤就要手术切除，还要化疗、放疗，不仅花费巨大，而且还会严重影响生活质量与寿命。其实，消化道肿瘤是有一个生长周期的，也就是说，从正常组织到癌前病变，然后发展到早期癌，再发展为进展期癌或者晚期癌，需要一个"漫长"的过程。这就为医生早期发现消化道癌提供了机会。

■ 消化道肿瘤的现况，你想知道吗？

我国消化道肿瘤的现状非常严峻。根据世界卫生组织国际癌症研究机构（IARC）发布的 2020 年全球最新癌症负担数据，中国已经成为名副其实的"癌症大国"。2020 年全球新发癌症病例 1929 万例，全球癌症死亡病例 996 万例，而中国的新发癌症人数及癌症死亡人数均位居全球第一。2020 年，中国新发癌症病例 457 万例，占全球新发癌症病例的 23.7%；中国癌症死亡病例 300 万例，占全球癌症死亡总数的 30.1%。2020 年，中国癌症新发病例数前十的癌症分别是：肺癌（82 万）、结直肠癌（56 万）、胃癌（48 万）、乳腺癌（42 万）、肝癌（41 万）、食管癌（32 万）、甲状腺癌（22 万）、胰腺癌（12 万）、前列腺癌（12 万）、宫颈癌（11 万）。我们可以看到，消化道癌（结直肠癌、胃癌、食管癌）占这些恶性肿瘤的 30% 左右，严重危害大众的生命安全。

2022 年 4 月，国家癌症中心、北京市肿瘤防治研究办公室相继发布了《2016 年中国癌症发病率和死亡率》（图 2-1，完整的癌症数据统计通常会延迟 3~5 年）、《2021 北京肿瘤登记年报》等癌症统计数据，这些数据反映出我国癌症（包括消化道肿瘤）防治工作很艰巨。

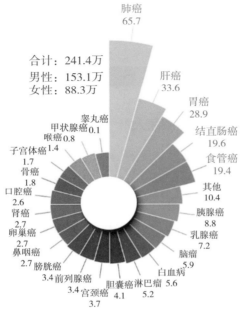

合计：241.4万
男性：153.1万
女性：88.3万

肺癌 65.7
肝癌 33.6
胃癌 28.9
结直肠癌 19.6
食管癌 19.4
其他 10.4
胰腺癌 8.8
乳腺癌 7.2
脑瘤 5.9
白血病 5.6
淋巴瘤 5.2
胆囊癌 4.1
宫颈癌 3.7
前列腺癌 3.4
膀胱癌 3.4
鼻咽癌 2.7
卵巢癌 2.7
肾癌 2.7
口腔癌 2.6
骨癌 1.8
子宫体癌 1.7
喉癌 1.4
甲状腺癌 0.8
睾丸癌 0.1

图 2-1　2016 年中国癌症死亡情况

　　在过去的 10 余年里，恶性肿瘤的生存率呈现逐渐上升趋势。目前我国恶性肿瘤的 5 年相对生存率约为40.5%，与 10 年前相比，我国恶性肿瘤生存率总体提高了约 10 个百分点。但是与发达国家还有很大差距，其主要原因是我国癌谱和发达国家癌谱存在差异。我国预后较差的消化系统肿瘤，如结直肠癌、胃癌和食管癌等高发，而欧美发达国家则是以甲状腺癌、乳腺癌和前列腺癌等预后较好的肿瘤高发。出现这种差距的主要原因是临床就诊早期病例少，并且早诊率低。那么，我们如何能更好地做到消化道肿瘤防控呢？答案是早发现、早诊断、早治疗，而这"三早"中的关键又在于早发现。

■ 谁该筛查食管癌？

一、食管癌的高危人群

我国是食管癌最高发的国家之一，它的发病率和病死率都在世界前 5 名。但是在早期诊断方面，我国的早期诊断率是比较低的，仅占 15%，而且预后水平相对比较差，但患者的费用负担是世界平均水平的 2 倍左右。在我国的河南、河北、山西、福建等地区，食管癌高发。

食管癌的危险因素主要包括饮热茶、吸烟及饮酒（饮酒量大约是每天超过 15 克），同时这三个因素之间是有交互作用的。其他的高危因素主要包括高龄、家族史、身体质量指数（BMI）低于 22、进食过快及有吃剩饭的习惯等。

2019 年更新的《中国早期食管癌筛查及癌前病变筛查专家共识意见》推荐了以下人群作为高危人群应该定期筛查食管癌。

1. 推荐 40 岁为食管癌筛查的一个起始年龄，可以筛查到 75 岁或比预期寿命少于 5 年时可以终止筛查。

2. 出生或长期居住在食管癌高发地区的人群。

3. 有家族史的人群，比如一级亲属（兄弟姐妹、父母等）有食管癌，或者本人有一些食管癌的癌前病变、容易癌变的疾病，或者本人有一些头颈部的肿瘤史。

4.一些合并有容易导致食管癌的高危因素：经常吃烫的食物；经常喝很热的咖啡、茶、粥、汤；有长期饮酒的习惯，每天都喜欢饮酒，量超过了 15 克；长期吸烟；吃饭速度过快；经常处在空气有污染的地方等。这些人群都应该筛查一下食管癌。

另外，研究显示，喝酒脸红的人也可能存在食管癌高危风险。这是为什么呢？其实，像我们中国人、韩国人这些东亚人群，喝酒脸红是一个比较普遍的现象，大约有 36% 的东亚人在饮酒后会出现这种脸红、恶心、心跳加速的表现，因此这种脸红又被称为亚洲人脸红综合征，或者是亚洲红。想要了解这个原因，首先要了解我们喝完酒之后酒精在体内的代谢过程。

酒精也就是乙醇，通过两种酶在体内最终代谢为水和二氧化碳。在这个过程中，酶将乙醇先代谢成乙醛，再通过乙醛脱氢酶 2（ALDH2）代谢成乙酸，最终由乙酸代谢成水和二氧化碳。

由于东亚人群会存在 ALDH2 的活性不足或者基因变异，故在代谢过程中 ALDH2 分解乙醛的作用减弱，而乙醛堆积则造成颜面潮红、意识障碍及人体基因的损伤。堆积的乙醛还会稳定地附着在 DNA 分子上，导致细胞癌变或突变，最终诱发食管癌。

有数据显示，喝酒脸红的人可能患食管癌的概率是正常人的 4~6 倍。因此，喝酒脸红的人更应该少饮酒。

二、筛查目标是什么呢？

早期食管癌就是主要筛查目标，包括上皮内瘤变或者是异型增生。韩国自 2002 年以来推行了一个上消化道早癌筛查的国家计划，数年后对比食管癌发病率的变化发现：随着早期诊断率的增加，早期食管癌的发病率、病死率都有明显下降的趋势。

我国也开展了相关的大规模筛查活动：主要对 40~69 岁食管癌高发地区的人群进行胃镜筛查，主要关注重度（就是高级别上皮内瘤变或者重度异型增生）及以上的病变。10 年的随访结果发现，食管癌的累计病死率在采用了胃镜筛查的人群里是 3.35%，没有筛查的人群比例是 5.05%，下降了将近 33.7%；累计的发病率在筛查组是 4.17%，对照组是 5.92%，下降了 29.5% 左右。因此，开展早期筛查是非常有意义的。

在筛查中，多会根据不同人群采取分层筛查方案。比如，食管癌高发地区的人群推荐每 5 年进行一次胃镜筛查。非高危的地区，对于高危个体也建议 5 年进行一次胃镜检查，主要筛查的内容是低级别上皮内瘤变。如果发现了低级别上皮内瘤变，病变长径超过了 1 厘米，或者合并多种食管癌的高危因素，建议每年进行一次胃镜的随访；如果病变达不到上述标准，可以 2~3 年再进行一次胃镜随访。如果筛查的时候发现了高级别上皮内瘤变，需尽早进行治疗。

目前，食管癌的筛查技术非常多，我们可以通过问卷评估，也可以进行一些细胞学的筛查或者抽血检查，当然最重要的还是胃镜检查。

📖 筛查胃癌的必要性

一、胃癌的高危人群

2017 年我国出台了早期胃癌筛查的专家共识意见，胃癌的病死率和年龄成正相关的关系。那么，到底什么时候应该进行胃癌筛查呢？

因为低于 40 岁的胃癌患者病死率相对来讲是比较低的，超过 40 岁往往是一个快速上升的趋势，所以多数的国家都规定 40~45 岁是胃癌筛查起始的年龄段。像日本、韩国等胃癌高发的国家会把筛查的年龄提前到 40 岁。经过我国专家综合考虑，建议 40 岁以上的人群筛查胃癌。

二、什么样的人应该作为筛查对象？

首先是胃癌高发地区的人群，其次是幽门螺杆菌（HP）感染的人群。另外，如果患有慢性萎缩性胃炎、胃溃疡、胃息肉、术后残胃、肥厚性胃炎、恶性贫血等易发展为癌症的疾病，或者一级亲属患有胃癌，以及存在一些其他胃癌高危因素，比如长期摄入高盐腌制的食品，有吸烟习惯或者长期饮酒等，也应该积极筛查胃癌。

这些高危人群中，需要重点强调的是 HP 感染。HP 在 1994 年就被世界卫生组织列为人类胃癌的一类致癌物。但胃癌的发生与遗传因素和环境因素共同作用也有关，因此，没有 HP 感染不代表肯定不会得胃癌，HP 阴性条件下也可以发生胃癌。

在胃癌筛查中，是否有 HP 感染可以给内镜医生一些提示，让医生提前预判做内镜时的检查重点，更有的放矢。

三、胃镜到底能看到什么？

胃镜是从口腔进去的，通过食管到达胃内，最后通过幽门达到十二指肠。在进入到口腔之后，就可以看到下咽这一部分（有一些高危人群是可以筛查出早期下咽癌的）；进一步深入胃镜，通过食管时可以把食管的四壁（包括齿状线、贲门口）看得非常清楚；通过贲门口进入胃里，可以看到胃底、胃体、胃窦、胃角及幽门口；通过幽门，胃镜进入到十二指肠，胃镜最远可以看到十二指肠的降段甚至水平段，大部分可以看到十二指肠的大乳头的开口情况。

内镜医生在胃镜下不仅可以初步判断胃内有没有HP感染，更重要的是可以发现早期胃癌。早期胃癌的症状往往比较隐蔽，有时候很难发现。通过内镜放大及染色，有经验的医生基本可以大致判断这个地方有没有问题，是什么样的问题。

四、新研发的消化内镜——胶囊内镜

有些人说做胃镜检查实在太难受了，实在做不了胃镜，怎么办？

现在有其他的方法，比如无痛胃镜。有不少患者因为恶心、腹胀或者疼痛难忍，以致闻镜色变、望镜止步，放弃胃镜检查。为了缓解这种状况，在麻醉医生的努力下，无痛胃镜悄然问世，并迅速得到推广，受到许多人的青睐。无痛胃镜是一种人性化的检查，胃镜检查之前，麻醉医生会从静脉给予短效麻醉剂，让患者的身体在检查开始便处于"放松"的状态，医生就可以快捷、准确地完成检查。检查完毕几分钟之后患者就可以苏醒，观察30分钟就可以离开医院。但是麻醉并不是万无一失的，也有许多潜在风险，包括药物过敏、术中呕吐引起误吸窒息、吸入性肺炎、心脑血管意外、喉痉挛、支气管痉挛、延迟清醒等，这些麻醉风险就导致我们在给患者做无痛胃镜之前，一定要进行麻醉评估。麻醉评估是由麻醉医生来完成的。

另外，新研发的磁控胶囊内镜也是一个很好的替代方法。胶囊内镜，顾名思义就是一个像胶囊一样的消化内镜，通过吞服把胶囊吞到胃里，医生便可以看到胃内的整个情况，舒适便捷。

■ 无症状也要筛查结直肠癌

一、谁更容易患结直肠癌？

我国长三角及珠三角都是结直肠癌高发的地区，但对比日本和韩国，我国的结直肠癌患者 5 年生存率相对来讲是比较低的。这是为什么呢？结直肠癌的 5 年生存率和结直肠癌的分期是密切相关的，分期越早，生存率越高。我国结直肠癌发现的大多数都是中晚期，因此，我国结直肠癌的 5 年生存率相对要低一些。日本和韩国都已经进行了早期结直肠癌筛查的国家规划。日本早期结肠癌的诊断率从 1974 年的 7.7% 到 1991 年的 19.2%，呈明显上升趋势，而进展期结直肠癌的诊断率却逐渐降低。2009 年，韩国也有一个筛查项目，早期结直肠癌的筛查率能达到 21.2%。目前，我国还没有一个大规模的针对早期结直肠癌筛查的统计数据，期待着将来能看到我国的相关数据。

2014 年，我国发布了早期结直肠癌的结肠镜筛查指南，建议 45~75 岁的人群，无论男女都应筛查。尤其出现便潜血阳性、有消化道肿瘤家族史的人，以及既往患有结直肠腺瘤性息肉、溃疡性结肠炎、克罗恩病等结肠疾病的人，作为高危人群更应该进行结肠镜筛查。

大部分结直肠癌的发生和发展都有一个过程，它从很小的一个息肉逐步演变成低级别上皮内瘤变，然后发展成一个高级别上皮内瘤变，再发展成一个黏膜内癌，最后发展成一个癌。它的发展过程其实很缓慢（10~15 年），这就给我们提供了非常好的筛查时间窗：在它还没有成为一个进展期癌的时候，先把息肉尽早处理掉，避免它日后成为一个进展期癌。

我国一项研究发现，在结肠镜检出的结直肠癌患者中，42% 的患者没有任何症状。也就是说，根据临床症状往往很难预测结直肠癌。反过来说，如果已经出现了便血、腹部包块、肠梗阻的症状，这时发现的结直肠癌往往已经是进展期了。而在完全无症状的人群中，依旧可以检测出 1.9% 的结肠癌。

二、结肠镜能筛查多大范围呢？

结肠镜顾名思义就是可以进行全结肠的筛查，达到的终点是盲肠。有的时候可以顺着回盲瓣往回肠末端再进一点，结肠镜还能观察一部分小肠，但它主要的筛查范围还是全结肠。因此，在进行结肠镜检查前，为了让结肠内没有粪便干扰，需要喝泻药进行肠道准备，而且肠道准备得越好，内镜医生观察得越清楚，筛查的意义越大。

📖 这些真实的病例值得我们深思

一、小张和老陈的食管癌

中年男性小张正处于一个事业高峰期，平时应酬非常多，经常喝酒。每次喝完都觉得胃里翻江倒海，脸红得像关公一样。小张媳妇多次劝他少喝酒，去医院做检查，他都当耳旁风。直到有一次小张喝完酒吐血了，才发现自己的身体已经敲响了警钟，于是来医院做了一个胃镜。胃镜显示小张食管中段有一片黏膜比较粗糙，色调比周围更红一些。经过染色内镜和放大内镜观察发现，这一片果然有问题，病理活检（即胃镜下夹取一点组织进行病理学检查）明确它是一个早期食管癌。

另一位是 70 岁的陈大爷，他已经退休多年了，平时爱好喝热饮，尤其是热咖啡，和一众咖友们经常切磋交流，但退休之后一直没有体检。最近老陈觉得有一点不太舒服，每次吃饭的时候都觉得咽东西噎得慌，尤其是吃馒头或者烧饼这种比较硬的食物，非得嚼碎了，用水送下去才可以。他的儿子听说后催着他赶紧去医院看医生，结果做了胃镜一看，在食管的中下段有一个占满了整个食管腔的肿物，肿物表面已经有溃疡形成，整个表面附着白苔，局部有自发性出血。其实，这就是一个很典型的进展期食管癌了。

二、小飞和宝妈的胃癌

小飞是一个非常帅气的小伙子，今年刚刚考上心仪的大学，但最近总是胃疼，尤其是吃了饭之后，所以被母亲催着过来查胃镜。普通胃镜显示，在小飞的胃壁上有一处黏膜发红，这发红的地方经过染色内镜和放大内镜观察，看到了明显的异型血管和周边明显不一样的表面结构，最后病理明确诊断这是一个早期胃癌。

另一位是 29 岁的年轻妈妈，她的宝宝刚 3 岁。这位妈妈准备参加研究生考试，平时学习任务非常紧张，还要带孩子，所以一些身体上的不适都不想去医院。最近 1 个月她咳嗽得很厉害，又有些憋气，于是去看了呼吸科。拍了胸部 CT 发现，不仅肺上有问题，胃壁也非常厚。做胃镜后发现，她的整个胃壁都是弥漫的僵硬肿胀，最终经过活检明确诊断这是一个进展期胃癌，俗称皮革胃。而肺上的病变是癌细胞造成的淋巴管炎，最终导致她憋气、咳嗽。

因此，大家不要觉得自己年轻而忽视健康问题，如果有不舒服的表现，要尽早筛查，做个胃镜或结肠镜。

三、刘阿姨和王大爷的结肠癌

刘阿姨今年 50 岁，她的目的非常明确，就是为了做结肠镜检查。为什么呢？因为她的同事最近做结肠镜筛查出了结肠癌，所以非常担心，虽然她一点症状都没有，大便的情况非常好，很通畅，也没有便血、腹痛。不过她还是觉得筛查一下比较放心，所以很坚定地要做一个结肠镜检查。意外的是，医生在乙状结肠发现了一个扁平的黏膜隆起，肿物表面的血管网不是很清晰，但经过特殊的染色之后，看到的病变形态就非常明显了，还有一个清晰的边界。此处病变经病理活检诊断为早期结肠癌，可以内镜下治疗。

然而60岁的老王就没有这么幸运了。他刚刚退休正准备出国旅行，但是最近这几天肚子总觉得有一点胀，排便也很不痛快。他想着出去玩之前看看怎么解决一下排便困难的问题，就约了一个结肠镜检查。刚一进镜，医生就见到了老王的直肠与乙状结肠交界处有一个占了半个肠腔的肿瘤，这个肿瘤还有出血。经过病理活检明确了它是一个进展期结肠癌，老王退了机票赶紧做了手术。2年后老王恢复得很好，又和老伴儿订机票出去玩了。

因此，如果早期发现肿瘤的话，尽早治疗就能挽救一个家庭的幸福。

在本章节最后，希望亲爱的读者朋友们能提高自身的健康意识，没有任何症状不代表没有肿瘤的可能。如果发现自己是高危人群，或者已经到达一定年龄，也需要做疾病筛查。尽早进行胃镜和结肠镜的检查吧，您的健康，我们一起来守护。

（扫描二维码，观看本章更多消化内镜图像）

第三章

胃镜检查：发现食管癌、胃癌

胃镜是借助一条纤细、柔软的管子伸入胃中，可以直观地观察到食管、胃和十二指肠的病变，尤其对微小的病变，必要时还可以通过它取活检，以进一步明确诊断。本章除了为大家介绍胃镜检查前患者需要做的一些准备工作、胃镜检查的整个过程、检查后的护理，还为大家列举了一些临床病例。希望大家可以深入地了解胃镜检查的范围和安全性，积极配合。

■ **胃镜检查前的准备**

用胃镜检查时，病变部位被放大，医生在视野非常清晰的情况下可以对胃内疾病一览无遗，精确检查，确诊率极高。

一、什么样的人需要做胃镜检查？

胃镜检查的适应证包括以下几个方面。

1. 出现上消化道症状的患者，包括上腹不适、腹胀、腹痛、反酸、吞咽不适、哽咽，以及不明原因的食欲下降、消瘦、贫血等。

2. 上消化道造影不能确定病变，或者症状和造影的结果不相符。

3. 原因不明的急性和慢性上消化道出血。

4. 需要随访的一些病变，比如，消化性溃疡、萎缩性胃炎、肠上皮化生及其他癌前病变。

5. 食管癌、胃癌的高危人群。

二、在胃镜检查之前需要做哪些准备呢？

1. 为了避免交叉感染，制定合理的消毒措施，患者在检查前需要做乙肝病毒、丙肝病毒、梅毒螺旋体、人类免疫缺陷病毒（HIV）等筛查。那么，感染筛查阳性的患者是不是就不能进行胃镜检查了？答案是否定的，但是感染筛查阳性的患者需要进行一些特殊的消毒流程和措施。目前，消化内镜的清洗消毒措施，对于乙肝病毒、丙肝病毒、梅毒螺旋体、HIV 均可以做到完全杀灭，没有交叉感染的风险。

2. 在胃镜检查的前一天应该尽量吃一些易消化的食物，晚上 8 点之后就不能再吃东西了。检查当天早上也不要吃东西，不要喝水，保持空腹的状态。但是一些慢性病患者，常常需要服用一些药物。这种情况需要在胃镜检查的当天早晨，用少量的清水把药物吞服，服药之后 2 小时再做胃镜检查。长期口服阿司匹林、氯比格雷、华法林等抗血小板聚集、抗凝药物的患者，需要在做胃镜检查的前一周，在医生的指导下停用这些药物，以免因为进行活检等有创操作导致出血不止。糖尿病患者需要自备一些方糖，以免在等候检查的过程中出现低血糖的症状。

三、怎么才能解决胃黏液及泡沫的问题？

清晰的视野是胃镜诊疗顺利进行的一个基础，也是发现微小病变的前提。然而在禁食之后，胃里虽然没有食物了，但是在没有任何处理的情况下，胃内存在大量黏液及泡沫，会严重影响内镜医生对胃黏膜病变的观察。

因此，患者术前需要口服去泡和去黏液合剂，处理之后胃内就会变得非常干净，有助于观察到胃内一些非常微小的病变。去泡和去黏液合剂的配制方法是：用一袋链霉蛋白酶颗粒、一袋碳酸氢钠散、15毫升的常温水、15毫升的西甲硅油，以及20毫升的碳酸氢钠溶液，最终配合成一个50毫升的混合溶液。服药之后还需要患者在诊查床上翻身，包括仰卧位、左侧卧位、俯卧位及右侧卧位，这样翻滚可以让去泡和去黏液合剂在胃内均匀分布，达到最好的效果（图3-1）。

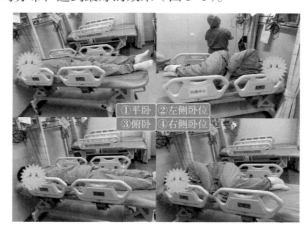

①平卧 ②左侧卧位
③俯卧 ④右侧卧位

图3-1　口服去泡和去黏液合剂之后患者的体位

另外，在检查前5分钟，患者还需要服用奥布卡因凝胶。奥布卡因是局部麻醉的药物，大家不要把局部麻醉药物和无痛胃镜混淆，它只可以起到表面麻醉的作用。

进入检查室之后，患者需要松开领扣及腰带，取下假牙和眼镜，左侧卧位躺在检查床上，双腿自然弯曲，双手抱在胸前，医生还会给患者提供一个口腔咬合器，防止患者不自觉地咬合。

📖 胃镜检查的过程

在介绍胃镜检查的过程之前，我们先了解一下人体胃的各部位解剖名称（图3-2）。

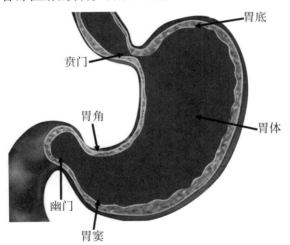

图3-2　胃的各部位名称

从图3-2可以看到，上面细长的部分是食管，往下经过一个叫作贲门的狭窄区域，之后就进入了胃腔。胃从解剖上分为胃底、胃体、胃角、胃窦和幽门，通过幽门之后就进入了十二指肠的起始段。

下面简单介绍胃镜检查的过程当中可以看到的图像。

胃镜通过口腔之后就进入了咽部和食管入口，这里是食管的第一个狭窄，这个地方黏膜是比较敏感的，胃镜通过此处的时候，患者会感到恶心不适，这个位置也是整个胃镜检查过程当中最难受的地方，患者可以尝试用嘴呼吸来减轻这种不适感。沿着食管下降到另一个狭窄的地方就是贲门，通过这个地方的时候，患者会有一些钻顶的不适。

通过贲门之后，胃镜就进入了胃里。首先进入的是胃底和胃体上部，这个地方常常会有黏液池，为了减少患者误吸的风险，内镜医生常常会在这个地方吸引黏液，稍作停留，之后会迅速到达胃的最下面，也就是幽门。为了达到幽门，医生常常会适当推进胃镜，患者可能会感到推顶的不适。

通过幽门之后就进入了十二指肠球部。这个地方是溃疡的好发部位，胃镜常常会在这个地方进行仔细观察。由十二指肠球部继续进镜，胃镜就进入了十二指肠降部，这也是通常胃镜检查进镜最深的部位。

到达十二指肠降部之后，胃镜会缓慢地退回到胃腔内，观察胃窦部位的情况。为了清晰观察到胃腔的黏膜，医生会经过胃镜注入少量的气体，患者可能会感到腹胀，但要尽量避免打嗝，以免影响观察。以后医生会倒镜观察胃角的情况，然后会在倒镜的状态下，将胃镜部分拉出，以观察胃底及贲门的病变。此时，患者也要尽量避免打嗝，以免胃镜损伤贲门的黏膜。这之后，医生会再把镜子顺过来，观察胃体的四壁。观察完之后，医生就会逐渐将胃镜拉出。最后，胃镜会从胃腔内再退回食管进行观察。此时，胃镜检查就已经接近尾声了。

■ 胃镜检查后的处理

胃镜检查完之后，还有一些需要患者注意的事项。

1.由于检查的时候难免会注入一些空气，因此，退镜时医生会尽量将这些空气吸出，但患者还是会感到腹胀，嗳气也比较多，这都是正常的现象，大家不用感到焦虑。

2.由于奥布卡因的表面麻醉作用，检查之后咽部可能会有异物感，一定不要剧烈咳嗽，以免损伤咽部的黏膜。

3.因为麻醉的作用没有完全消失，过早地进食容易使食物进到气管，所以一般建议患者检查结束2小时之后再吃饭、饮水。

4.如果检查的过程当中，内镜医生对胃内的病变进行了活检，那么可能会有轻微黏膜损伤。检查结束之后，患者可以适当吃一些温凉软烂的食物，以免粗糙的食物摩擦黏膜创面造成出血，并且需要遵医嘱继续停用抗凝和抗血小板聚集的药物。

5.如果做的是无痛胃镜检查，除上述注意事项之外，患者麻醉苏醒之后还需要再观察半小时才能离开医院，并且当天不能开车，以免发生意外。

📖 透过病例看胃镜的益处

病例一

小李今年 35 岁了，他听说幽门螺杆菌（HP）是个非常厉害的细菌，感染了之后容易得胃癌，还会传染给家人和孩子。

那怎么才能检测 HP 呢？目前对于 HP 感染检测的方法主要有以下几种方式，首先是血清 HP 抗体的检测，其次是血清碳 13 或碳 14 尿素呼气实验，再有就是通过胃镜检查来评估 HP 的感染状态。

内镜医生是如何通过胃镜来判断患者是不是存在 HP 感染呢？

HP 感染之后，胃会出现很多改变，包括胃黏膜弥漫发红、黏膜肿胀，以及皱襞会变得弯弯曲曲、表面还会有大量的黏液附着，这些改变都有助于医生判断 HP 的感染情况，将 HP 感染的胃黏膜和无感染的胃黏膜进行区分。

病例二

小王是一个程序员，今年 25 岁，日常生活就是一个"996"的工作状态，工作压力非常大，精神也总是高度紧张。最近他总感觉吃饭之后就肚子疼，因此来医院做了一个胃镜检查。胃镜检查发现了典型的胃溃疡表现。

消化性溃疡包括胃溃疡和十二指肠溃疡，是胃和十二指肠黏膜在各种损伤因素刺激下，表面出现损伤，当这些损伤深达黏膜肌层以下的时候，就被叫作溃疡。

有的胃镜报告会写胃窦可见浅表糜烂。那么，糜烂和溃疡有什么区别呢？

糜烂是一种更浅的损伤，服用某些药物或食物刺激，都有可能对胃黏膜造成损伤，这些损伤比较浅的时候，就叫糜烂。当这些损伤深达黏膜肌层以下的时候就叫溃疡。因此，溃疡是比糜烂更严重的一种损伤。

消化性溃疡的病因有很多种，首先是 HP 感染，它会导致胃酸分泌过多，容易对胃黏膜进行攻击，造成损伤。其次是服用非甾体抗炎类药物，包括阿司匹林、布洛芬、曲马朵、洛索洛芬等等。最后是吸烟、饮酒、精神压力大、应激、饮食不规律等等。前面所提到的程序员小王，他就是由于工作压力大，精神紧张，饮食不规律造成的胃溃疡。

消化性溃疡的患者会有一些什么样的症状呢？首先是上腹部的疼痛，胃溃疡一般是吃饭之后疼痛，而十二指肠溃疡一般是夜间饥饿时疼痛，进食之后会得到缓解。医生通过问诊疼痛和饮食的关系及规律，进行初步诊断。也有部分患者并没有腹痛的表现，可能只是出现了一些消化不良的症状，包括腹胀、食欲减退、反酸、早饱等等，甚至完全没有临床症状，只是在做胃镜检查的时候发现消化性溃疡。

病例三

老陈退休之后的生活比较悠闲，每天就是抽烟、喝酒、追剧，最近他总会有反酸这种不舒服的感觉，偶尔还会干咳，于是来医院检查。医生通过胃镜发现了典型的反流性食管炎的表现。

胃食管反流是指胃和十二指肠的内容物反流到了食管，引起反酸、胃灼热、上腹饱胀、嗳气等症状。如果引起食管黏膜的破损，就称为反流性食管炎。

什么样的人容易得胃食管反流呢？

首先是体型肥胖的人。由于体型的关系，胖人的腹压就会比较高，因此增加了反流的发生概率。

其次是喜欢吃刺激性食物的人。刺激性食物包括咖啡、巧克力、麻辣烫等，因为这些食物都会增加胃酸的分泌，过多的胃酸反流到食管之后，对食管的损伤也会更加严重。

再次是患有食管裂孔疝的患者。食管裂孔是食管穿过膈肌与胃相连的地方，食管裂孔疝类似于"门关不严"，胃酸就更容易逆流而上。

最后是高龄的人。因为随着年龄的增长，胃和食管中间的"门"会老化松弛，反流也就更容易发生了。

如果胃镜检查后确诊了胃食管反流病，患者在以后的生活中有什么需要注意的呢？

首先，避免餐后立即卧床；患者晚上睡觉的时候尽量抬高床头，仰卧的时候也要保持头高位，这样就可以利用物理原理来对抗反流。

其次，肥胖患者应该尽量减肥，避免穿紧身衣服，减少因为腹压增高而诱发的反流。

最后，应该戒烟、戒酒，减少食用巧克力、辣椒、咖啡、大蒜等刺激性的食物，尽量清淡饮食，细嚼慢咽，少食多餐。

在胃酸和食物的反复刺激下，食管正常的鳞状上皮会逐渐变成一个耐酸能力更强的柱状上皮，这个时候就称为 Barrett 食管，此时罹患食管癌的风险也会随之增加。因此，胃食管反流除了引起反酸、胃灼热等症状之外，还可能是癌症的导火索。

病例四

赵阿姨之前特别能吃，最近她总是吃几口就觉得噎，咽不下去，人也瘦了很多，于是到医院检查，做了一个胃镜。结果如图 3-3 所示，食管出现一个占位，这就是一个典型的进展期食管癌的表现。

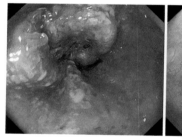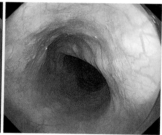

图 3-3　食管癌和早期食管癌

食管癌分为进展期食管癌和早期食管癌。

早期食管癌是指局限在黏膜和黏膜下层的肿瘤，无论是否出现淋巴结的转移，早期食管癌的预后是明显优于进展期食管癌的。

看图 3-3，大家能有一个比较直观的感受。左边这张显得十分难看，表面有明显的充血、糜烂，长得也非常不规则，这就是一个进展期食管癌。而右边这张可以看到黏膜的损伤并没有那么严重，只是局部有粗糙、发红，这就是一个典型的早期食管癌的表现。

有时候早期食管癌在单纯白光胃镜下并不明显，评估的准确性没有那么高。这个时候如果将白光内镜和碘染色进行结合，就可以清楚地判断病变的范围、部位及性质。碘染色之后，粉嫩的食管黏膜变成了棕褐色，而之前怀疑有病变的区域，在碘染色之后和周围正常的褐色黏膜有一个非常明显的区别，这个地方没有被染成褐色，成为一片不染的区域。这是怎么回事呢？

正常的成熟非角化食管鳞状上皮里面含有大量糖原，当这些糖原遇到碘液之后，就会呈现一个棕褐色的反应，因此正常食管黏膜在遇到碘液之后都会变成棕褐色。但是当食管有炎症或癌变的时候，细胞内的糖原就会减少甚至消失，相应部位在遇到碘液之后就不能被染成褐色，而呈现出一个淡染区或者不染的区域，也就和周围的正常黏膜有一个明显的区别。因此，碘液染色可以明显提高早期食管癌的诊断率。

病例五

孙奶奶最近越来越瘦了，大便总是发黑，偶尔还会觉得肚子疼，身上没劲，脸色也越发苍白，于是赶紧到医院来检查。做了胃镜检查之后，医生就看到了一个典型的进展期溃疡型胃癌。

胃癌的预后和胃癌诊治的时机是密切相关的。进展期的胃癌即使接受外科手术，它的 5 年生存率仍然低于30%。但是，如果胃癌能够早期发现并且进行相应的治疗，它的5年生存率可以超过90%，甚至达到治愈的效果。然而我国发现的胃癌大概有90%都是进展期的，早期胃癌的诊治率低于15%，远远低于日本和韩国。因此，胃癌的高危人群，应该定期对胃部进行筛查，努力做到早发现、早治疗。

什么是早期胃癌？

早期胃癌（图3-4）是指局限在黏膜层和黏膜下层的胃癌，无论是否出现淋巴结转移。

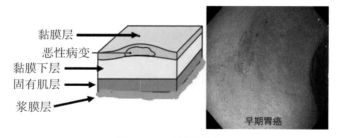

图3-4　早期胃癌

从图3-4可以看到，像菜花一样的这种小的病变，如果局限在黏膜层，即使向下突破到黏膜下层，只要没有突破到肌层这个区域，就称作早期胃癌。一旦病变进一步向下发展，达到固有肌层，甚至突破浆膜层，转移到周围的邻近脏器，这种胃癌都叫作进展期胃癌。

在胃镜下观察胃癌，常使用染色技术。白光内镜可以发现病变，但是通过电子染色之后，就可以更清晰地显示病变形态，并且勾勒出病变的范围。之后再对这些早期病变进行放大内镜观察，可以进一步观察到病变表面的微血管和微腺管的结构，从而评估病变的性质。

对于确诊的早期癌，可以选择胃镜下治疗，最常用的方法就是内镜黏膜下剥离术。我们常说："发现一例早期癌症就是拯救一条生命，也能挽救一个家庭。"因此，内镜医生始终将提高胃镜下的早癌诊治率作为己任，尽量做到早诊早治，提高胃癌及食管癌的远期预后。

（扫描二维码，观看本章更多消化内镜图像）

第四章

胃镜治疗：切除早期食管癌、胃癌

胃镜除了可以发现和诊断食管癌、胃癌，还可以直接微创切除癌变，而不需要做传统的外科手术。本章不仅为大家介绍胃镜是如何治疗早期食管癌和胃癌，还为大家解答各种疑惑，比如会不会在治疗过程中将消化道挖出一个洞，胃镜治疗早期食管癌和早期胃癌后能否一劳永逸等。希望大家阅读本章内容后，对胃镜治疗有一个更加客观的认识。

■ 胃镜治疗其实很温柔

很多患者都会有个疑问，早期食管癌和早期胃癌是如何通过胃镜来进行微创治疗的？

在大家的认知中，患了食管癌或胃癌就要接受手术、放疗或者化疗等。那么，能否通过更微创的方式来治疗消化道癌呢？实际上是可以的，但是必须是早期消化道癌。我们所说的早期消化道癌是局限于黏膜层或黏膜下层的癌，也就是指胃肠道的黏膜表面刚出现了癌变，并没有向消化道壁的深层及其他部位生长。这个时候的肿瘤还处于"婴幼儿期"，还没有向其他器官生长的能力，所以医生通过胃镜下局部切除就可以根除早期癌，而不需要传统的外科手术。

一、胃镜下切除早期癌会将消化道挖出一个洞吗？

并不会。

胃镜下切除早期癌手术的要求是既要完整地切除胃部癌变的黏膜，同时还要保证消化道结构的完整和连续性，使患者能够快速恢复正常的饮食生活。能做到这一点是由消化道的生理结构决定的。从图4-1中可以看到，胃的黏膜结构非常奇妙，虽然厚度只有 3~5 毫米，但从微观去看，却可以像提拉米苏蛋糕一样分出 3~4 层结构。

医生只需要切除患癌的表层（黏膜层）和第二层（黏膜下层），而类似于蛋糕基底的固有肌层对消化道有重要的屏障功能，我们要尽量保护。

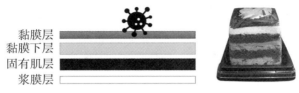

黏膜层
黏膜下层
固有肌层
浆膜层

图 4-1　胃壁的组织结构

二、胃镜手术如何进行？

切除早期癌最常用的方法是内镜黏膜切除术（EMR），这种手术适合比较小的肿瘤。操作过程如下：通过在黏膜下注射液体，使患癌的黏膜像水球样形成一个小山丘；然后使用一个带电的套圈把肿瘤套住；通过高频的电流将肿瘤迅速切除。是不是有点类似套马杆的操作？这种手术的好处是，它可以快速、安全地切除很微小的肿瘤。但是有的癌表面有溃疡，黏膜无法形成良好的隆起，那就很难使用这种治疗方法。

另外，这种方法对切除病变的大小是有要求的，超过 2 厘米以上的病变，套圈很难完整地切除，所以就限制了这种技术的进一步应用。

三、如何切除面积更大的早期癌？

在 20 多年前，这个是困扰内镜医生的难题。有位医生在吃苹果的时候忽然想到，能否像削苹果皮一样逐渐把肿瘤黏膜从消化道剥离下来呢？随后他发明了内镜黏膜下剥离术（ESD），并逐渐成为早期癌的标准治疗方法。它使用的器械是一把非常精细的手术刀，刀的长度仅有 1.5~2 毫米（图 4-2），这样就保证了在剥离癌变黏膜的过程中不会切割太深，造成深层结构的损伤。手术的过程如下：第一步先将病变的范围进行标记；第二步是在黏膜下注射液体，使需要切除的组织厚度增加；第三步是在标记点外切开黏膜并精细地剥离，将连接癌的黏膜层和肌层之间的组织切断。

听起来似乎很简单，实际情况是需要手术医生使用 1 米多长的内镜来操控 2 毫米的刀，以进行剥离操作，手术过程中有呼吸、心脏搏动的影响，还需要注意不能损伤血管和深层组织。因此，想要掌握这项技术绝非易事，需要丰富的理论经验和大量的练习才能掌握。

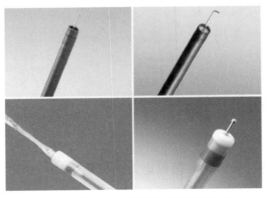

图 4-2　内镜下使用的各种黏膜切开刀

四、胃镜黏膜下剥离术的明显优势

总结胃镜黏膜下剥离术的优势有：根治效果好、微创、恢复快、保留功能。

1. 根治效果好

在日本、韩国这些国家，早期胃癌的胃镜治疗比重甚至超过了 50%，意味着即使得了胃癌，一半以上的人只需要接受胃镜下的微创治疗就可以达到治愈。

相比内镜黏膜切除术，胃镜黏膜下剥离术不管是早期胃癌，还是早期食管癌，都能达到比较高的整块切除率。整块切除率是指什么？是指将病变完整、一次性切除下来，而不是分好几片切除，类似完整地将苹果皮削掉而中间不断开。在整块切除的基础上，用显微镜精确评估切下来的癌变黏膜切缘，如果切缘没有癌残留，就叫完整切除。

内镜黏膜下剥离术对于早期食管癌和早期胃癌的整块切除率和完整切除率都能超过 90%，根治效果能够媲美外科手术，这是内镜黏膜下剥离术治疗非常大的优势。

2. 微创、恢复快、保留功能

它的另一个优势是手术创伤比外科手术要小。这是因为该手术不改变消化道的完整结构，消化功能基本得以保留，并且术后恢复较快，饮食基本能恢复到术前一样。

3. 精准个体化治疗

ESD 治疗可以根据肿瘤的部位、大小、形状和类型进行手术设计，最大限度保留正常组织和器官功能，同时保证根治性。

此外，内镜黏膜下剥离术还可以同时进行多个部位的治疗，有的患者食管或胃长了多个早期癌，医生可以在一次手术过程中切除 2~3 个部位的病变。

五、这些胃镜治疗的效果靠谱吗？

有些早期胃癌或早期食管癌的患者会担心胃镜治疗的效果，甚至因为担心胃镜手术无法达到根治，所以选择了部分或全部的胃或食管切除。这就有点类似高射炮打蚊子，虽然可以彻底切除肿瘤，但同时也切除了过多正常的消化道组织，术后往往会出现泛酸水、胃灼热、肚子痛、腹胀、腹泻、食欲下降和消瘦等问题。现代医学的发展趋向更微创化、个体化，已经不单单是尽量减小手术切口，更提倡要尽量保留组织器官的完整性，让患者根治肿瘤的同时不影响正常的生活。

六、早期癌进行胃镜治疗后就可以一劳永逸了吗？

医生对胃镜下切除的病变，还要进行精确的病理评估，一方面，要确定病变性质，到底是癌还是癌前病变；另一方面，需要评估病变的恶性程度、生长的深度、边缘有没有肿瘤残留、有没有向消化道外转移的表现等，以帮助决定是否还需要进一步的治疗。

如果评估复发的风险比较低，也不是说以后就高枕无忧了。由于每个个体的差异性及患癌的风险不同，胃镜手术后食管或胃黏膜的其他区域仍然可能长出新的肿瘤。

术后患者还需要注意去除容易致癌的危险因素，比如烟、酒、腌制食品或烧烤、幽门螺杆菌（HP）等，并且要定期进行胃镜复查，避免再患癌。

■ 胃癌与内镜黏膜下剥离术

一、胃癌是如何发生的？

许多患者总会问我们，为什么自己会得胃癌？其实，这真不是一句话就能讲清楚的。因为很多因素都参与了癌变过程，包括不健康的饮食习惯、父母的遗传、长期接触有害物质或病菌。这其中最关键的一个因素是HP。HP感染对胃上皮黏膜造成损伤，引起胃黏膜异常转变，也就是医生常说的萎缩肠化。当萎缩肠化的范围不断增大时，就可能会有黏膜出现早期的癌变，但是此时仍然是在黏膜表面生长。随着时间的推移，它会逐渐往胃壁的深层生长，发展成进展期胃癌。因此，如果在早期胃癌阶段就被胃镜检查出来，可以通过局部切除将癌变进程阻断，避免出现更严重的问题。

有一位高龄且有严重肺病的患者，虽然在2007年的时候已经在胃里发现一个浅表的黏膜隆起，病理提示是肿瘤性病变。但因为无法进行麻醉，所以一直没有进行治疗，只是定期进行胃镜检查。到 2010 年的时候，浅表的隆起已经形成了盘状，中央出现了凹陷，这个时候已经不是浅表的癌了。此后 3 年癌症发展得越来越快，形成了巨大的溃疡。

因此，胃癌局限在浅表的时候（早期胃癌）是治疗的最佳时期，能够进行胃镜切除，多能得到治愈。

二、我国早期胃癌的诊治现状

我国是发生胃癌较多的国家。2020 年，我国有 48 万胃癌新发病例，是新发病例中排名第 3 的癌种，同时病死率也是排名第 3 的癌种。总的来说，中国的胃癌治疗效果并没有特别好。我国每年被诊断为胃癌的患者中，早期胃癌只占 20% 左右，剩下的 80% 都是进展期胃癌，甚至晚期胃癌，患者接受手术和放疗、化疗以后，多达不到很好的效果。但是在日本，早期胃癌的诊断率达到 50%~70%。为什么会有这么大的差距？主要有几点我们做得还不够：一是，我国全民的胃癌筛查还没有大范围普及；二是，中国跟日本使用的胃癌诊断标准也有差异；三是，各个地区的胃镜诊断水平差异比较大，有的地方胃镜诊断水平媲美国际水平，有的地方胃镜技术还比较落后。

我们一直在强调一个观念，消化道恶性肿瘤早期发现才能早期根治。在流行病学上，日本胃癌治疗后 5 年的存活率能达到 80%，正因为早期胃癌的发现率非常高，所以日本的胃癌治疗效果也远远领先于其他国家。因此，胃癌能够早期发现和治疗十分关键。

三、早期胃癌都适合进行胃镜下的治疗？

我们知道，所有的治疗都有它适合的标准，专业的医学名词叫适应证。其有详细的分类，包括胃癌的大小、分类（分化类型）、深度、是否合并溃疡这些因素，可以帮助医生判断患者是否可以进行消化内镜手术治疗。需要强调的一点是，不是所有的早期胃癌都能进行消化内镜手术治疗。

很多时候，我们做消化内镜是判断病变该做内镜黏膜下剥离术还是部分胃切除术，就像警察抓到小偷还要判断该如何量刑。比如，小偷是个未成年人，而且偷窃的金额不是很大，这就类似癌前病变，这种我们肯定不能给予较重处罚，也就是仅需要做内镜黏膜下剥离术；如果这个盗贼盗窃次数多，盗窃金额巨大，甚至同时伤害失主，这种行为光靠简单的教育或者罚款是不能制止他继续犯罪的，这时就需要判刑，这就类似分化比较差的癌，浸润深度深、病变大或合并溃疡，这时需要做部分胃切除术。

从上面的比喻大家应该也可以看出，消化内镜下的治疗是比较温和的治疗方法，对生长时间不长、恶性程度不高的早期癌根治效果是比较好的，但是对于生长时间比较长或恶性度比较高的病变，即使还是早期癌，通过消化内镜切除后，在胃表面及胃周边仍然可能出现癌的复发，这种情况让患者去做传统手术效果更好。

四、如何进行早期胃癌内镜黏膜下剥离术？

有的患者对医生如何在几毫米的误差内进行内镜手术十分感兴趣，其实一点也不神秘。我们可以将手术分成6个步骤（图4-3）。当我们在胃黏膜表面发现了一个稍微隆起的早期胃癌，第一步，在病变的周围打上标记点，因为病变的界限随着手术的过程会变得更加不清楚，所以先标记出范围以保证切除的范围是准确的。第二步，使用消化内镜专用的注射针在黏膜下注射蓝色的液体，使黏膜隆起来像个小山丘，这样会有清楚的切除层次，不会伤到更深层的胃壁组织。第三步，使用一把2毫米的电刀在标记范围外切开胃壁的表层。第四步，切开表层后会看到需要进行剥离的区域，在这个层次将病变完整剥离，这是手术最重要的一个步骤。第五步，需要将病变取出后展平，拿细针固定在标本板上，后续会进行切片和病理评估。第六步，需要将胃创面进行止血和喷洒药物。以上就是大致的一个手术过程。

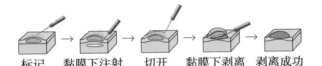

标记 → 黏膜下注射 → 切开 → 黏膜下剥离 → 剥离成功

图 4-3 内镜黏膜下剥离术的手术过程

（扫描二维码，观看内镜黏膜下剥离术视频）

五、如何看懂术后的病理报告？

手术做完了，患者会得到一个病理报告，但很多患者和家属都对上面的专业名词及结果很困惑，也不知道有事还是没事。说起来确实很复杂，病理报告里的很多名词，如病变性质、大小、分化类型、浸润深度、脉管浸润、切缘等都是非常关键的信息，需要综合起来去跟术后的治愈标准对照。简单来说，就是符合了术后根治切除标准，就不需要再进行外科手术治疗，而不符合术后根治切除标准的，还需要进行外科手术治疗，避免胃癌的复发。

通过以下几个病例，我们来看看术后如何评估病理结果。

病例一

56岁的王大叔体检时做了个胃镜，发现胃窦有一处黏膜凹凸不平，表现出早期癌的特点。医生在胃镜下将他的病灶切除后，胃黏膜表面形成了一个溃疡面（这种溃疡面一般在术后6周以后就会自然愈合）。术后的病理结果是高级别上皮内瘤变，这种是肿瘤细胞刚长出来的状态，还没向黏膜深层生长，因此不存在向胃外组织转移的风险，胃镜下切除的边缘只要没有肿瘤就达到根治切除的标准。王大叔术后又可以健康地生活了。

病例二

64岁的张奶奶最近经常腹痛，并且饭后更加明显。后来张奶奶实在忍不了，进行了胃镜检查才发现有胃溃疡，经过口服抑制胃酸药物治疗以后，溃疡已经稍微愈合了，但是胃黏膜仍然比较粗糙不平整，活检以后病理提示胃癌。医生给她进行了胃镜下切除手术，术后病理显示肿瘤的浸润深度非常深，已经达到了胃壁第二层，而且它的切缘还是阳性的。因此，张奶奶的内镜手术没有取得根治效果，术后仍然存在一定的复发风险，无奈只能建议她补充外科手术，切除3/4的胃。

六、胃镜下手术的风险大不大？

虽然早期胃癌的胃镜手术是微创，但它同样也伴随着一些风险。

首先，这种手术需要在全身麻醉、气管插管下进行，对于正常人来说比较安全，但是本身有慢性心脑血管疾病或者肺疾病的患者，接受全身麻醉则有一定风险，比如，发生心脏病、脑卒中或肺部感染。

其次，手术相关的风险主要有 3 类：出血、穿孔和狭窄。

（一）出血

出血是我们最常面对的，这个大家都比较容易理解，凡是有创伤的操作都会出血。而胃是人体供血最丰富的消化器官之一，在胃黏膜的下方有丰富的血管网，切除过程中要切断这些血管就有可能造成出血；切除完成后，血管断端都已经通过高频电流凝固了，但是胃里面是有胃酸不断分泌的，胃酸会将血管断端腐蚀造成二次出血，这就是很多时候明明手术没有出血、在术后第 1~3 天发生迟发出血的原因。

很多科学研究统计了内镜黏膜下剥离术的出血风险，发生率在 0.5%~33.8%。看到这个数据其实不用害怕，因为手术技术比较成熟的消化内镜中心，在手术中会对所有创面裸露的小血管进行充分处理，有效地降低迟发出血的风险。术后也会应用一些抑制胃酸和保护黏膜的药物来降低出血的风险，促进溃疡面的愈合。这种出血的发生率仅在 1% 左右。

（二）穿孔

指手术切除过深，将胃壁完全切开，这也就意味着胃腔的细菌、胃液会跑到胃壁外，造成腹腔出现感染或者炎症，这种穿孔的发生率实际上是比较低的，一般在 0.5%~4.1%。对于较小的穿孔，一般通过消化内镜就可以缝合，只要没有东西漏出，发生感染的风险就比较低。但是出现较大穿孔时，医生无法通过消化内镜缝合，就需要外科手术从胃壁外进行缝合。当然，有经验的内镜医生手术出现胃穿孔的概率极低，也无须过分担心。

（三）狭窄

如果手术部位涉及胃的贲门或幽门，在这些区域进行较大范围的胃镜手术，黏膜在愈合过程中会出现明显的瘢痕，有时候会引起消化道狭窄，患者会出现进食哽噎甚至呕吐。因此，往往在狭窄发生前就进行治疗，如通过口服抗狭窄药物及使用手术器械进行狭窄扩张。因此，不用担心发生永久狭窄。

七、术后多长时间能恢复正常饮食？

术后一般要求患者禁食 3 天左右，然后才能逐渐开始吃流食，如稀粥、酸奶或者营养液等，1 周左右可以恢复半流食，如鸡蛋羹、面条、馄饨。2~3周逐渐恢复正常饮食。但需要注意的一点是，胃的创面需要6周左右的时间才能完全愈合，这期间需要复查并服用治疗胃溃疡的药物，否则会造成延迟愈合，甚至再出血。

八、是否还需要复查胃镜？

术后3个月、1年，患者还需要复查胃镜，医生需要了解胃创面愈合的情况及病灶有无复发。当然还有一点需要提醒大家，如果患者有HP感染，术后还应该及时根除，因为HP感染如果不根除的话，在胃的其他部位发生胃癌的风险仍然很高。

📖 早期食管癌的胃镜治疗

一、浅谈食管癌

食管是咽喉和胃之间的管道，是人体消化道的第一道防线，但它的内壁也容易在反复损伤和修复的过程中出现细胞异型，逐渐出现癌变。一开始食管癌同胃癌一样，也是从食管表皮开始生长，逐渐向食管深层甚至壁外生长。肿瘤逐渐长大会造成食管管腔的狭窄，很多患者在这个时期出现进食困难的症状才来医院看病。此时往往只能进行手术或者放疗、化疗，损伤大、花费高不说，往往效果也不好。

食管癌的早期诊断是提高生存率的关键，而癌前病变的发现与阻断治疗更具有战略意义。有研究证实，胃镜下切除早期食管癌的 5 年生存率可达 84%。

二、什么情况适合做胃镜治疗？

由于食管特殊的解剖结构——最表层的黏膜层有丰富的淋巴管，因此，当肿瘤深度在黏膜层的浅层（上皮和固有层），转移的风险比较低；当深度在黏膜层深层（黏膜肌层）时，它的淋巴结转移率就超过了 15%（图 4-4）。因此，早期食管癌的胃镜治疗绝对适应证是：食管的重度异型增生或癌（癌变最好局限在黏膜上皮层或固有层）。

当肿瘤长到黏膜肌层及黏膜下层浅层，仍然属于胃镜治疗的相对适应证。这部分患者如果排除了淋巴结转移风险的话，仍然可以进行胃镜手术。另一个相对适应证是范围比较大、超过 3/4 周的早期食管癌，虽然可以通过胃镜切除，但食管狭窄的并发症发生率明显升高，只有在手术技术比较成熟的医院可以进行胃镜治疗。

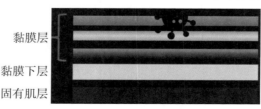

图 4-4　食管黏膜的组织结构

三、如何进行早期食管癌内镜黏膜下剥离术？

食管癌的内镜黏膜下剥离术与胃癌的内镜黏膜下剥离术步骤一致，都可分为六个步骤：第一步，进行病变周围的标记，并通过使用碘染色剂判断病变的界限标记是否准确；第二步，黏膜下注射蓝色液体；第三步，使用高频电刀切开黏膜表层；第四步，在黏膜下层进行剥离；第五步，取出标本固定；第六步，创面止血处理。

四、手术的风险与并发症

早期食管癌进行胃镜手术的优势是能够实现完整的病变切除，复发率是比较低的，并且能够避免切除食管，术后能够明显提高患者的生活质量。但是由于消化内镜操作时，食管的空间较窄，操作难度上比胃的内镜手术更高，并发症的处理和预防也更有挑战，一般只有具备足够丰富临床经验的内镜医生才能进行早期食管癌的内镜手术。早期食管癌内镜手术主要的并发症包括出血、穿孔和食管狭窄。

（一）出血

食管的内镜手术同样有出血的风险，但是食管腔内一般没有胃酸的腐蚀，所以酸腐蚀导致的迟发出血的发生风险是比较低的（<4.8%）。

（二）穿孔

食管管壁较胃壁薄，手术发生穿孔的风险要更高一些，最高达到 6.4%。另外，食管没有第四层（浆膜层），即使只是小的食管壁损伤且没有明显的食管壁缺损，术后也容易发生发热、胸痛等穿孔的症状。

（三）食管狭窄

食管狭窄是内镜手术后的主要并发症。对于切除范围比较大的病变或者病变深度比较深，术后瘢痕挛缩明显，很容易出现食管狭窄，一般在术后 1 个月左右出现。如果狭窄程度重，患者会出现进食困难、体重下降，非常影响患者的生活质量。因此，在狭窄发生前就要进行治疗，多通过口服抗狭窄药物及使用手术器械进行扩张治疗。

五、术后恢复期，生活上需要注意的事项

术后需要严格卧床休息 24 小时，避免大幅度的活动。第 1 天一般禁食，并监测患者的生命体征及胸部有无气体积聚肿胀。第 2 天的时候可以进食温凉的流食，如米汤、面汤、牛奶，然后逐渐过渡到半流食，如软面条、稀粥、鸡蛋羹等，术后 2~3 周不要吃粗糙、辛辣的食物。如果手术时间长、创面大或出现肌层损伤的情况，术后需要给予抗感染治疗。有的患者有反流性食管炎，平常有反酸、胃灼热等症状，术后需要给予一定的抑酸药物治疗，以保护创面。

六、术后需要补充治疗吗？

术后病理会对肿瘤进行评价，如果手术切除的边缘

有肿瘤残留，或者病变深度已经超过食管黏膜最表层、肿瘤恶性程度高（低分化）或存在转移风险（脉管浸润阳性），这些情况仍然需要补充治疗。有条件的话可以进行外科手术，如果对手术实在有顾虑，或者年龄大、慢性病较多，可以考虑接受放疗和化疗。

总之，内镜手术是一种安全可靠的治疗消化道早期癌的方法，现在国内开展得也非常广泛。这种治疗方法，优势在于能够保留消化道器官和功能的完整性，同时能够达到根治肿瘤的效果，但是它的适应证十分严格，必须是早期浅表的肿瘤，并且术前影像和内镜评估消化道外转移的风险比较低。对于不同部位的手术操作，胃的手术相对更安全，而食管的手术难度会更高一些，术后发生并发症的可能性也会更高，所以需要经验更丰富的医生来手术。

（扫描二维码，观看本章更多消化内镜图像）

第
五
章

结肠镜检查：发现结直肠癌

结肠疾病大致可分为炎症性疾病和肿瘤性疾病，结肠镜可实现对患者全结肠及直肠黏膜完整、仔细的观察，不仅能实现疾病诊断，同时也可以实现疾病治疗。

■ 结肠镜检查前需要做的事儿

一、结肠镜检查的适应证与禁忌证

（一）适应证

目前根据相关指南，年龄在 45 周岁以上都应该接受一次结肠镜的筛查。另外，如果有结肠疾病可疑的临床表现（如腹痛、腹胀、腹泻、便秘、便血等），抑或体检存在阳性指标（消化道肿瘤标记物升高、便潜血阳性、血常规提示贫血等），均为结肠镜检查的适应证。此外，结肠癌风险人群、影像学提示存在结肠病变或除外其他病变累及结肠，也是结肠镜检查的适应证。

（二）禁忌证

结肠镜检查的禁忌证为溃疡性结肠炎患者怀疑有严重并发症（如中毒性巨结肠）、可疑存在消化道穿孔等。作为有创检查，合并疾病较多、基础情况较差或高龄患者属于结肠镜检查的相对禁忌证，此类患者接受检查前需接受充分评估，在检查过程中需接受密切监护。

二、结肠镜检查前的准备

（一）常规准备

患者合并高血压、糖尿病、心血管疾病、脑血管疾病等，因需要长期口服药物控制病情，故在接受结肠镜检查前，需要接受相应专科或者内镜医生的指导，合理使用药物，避免随便停药，必要时亦不可随便恢复用药。

1. 有些药不能停：如高血压患者长期口服降压药，检查当日不要停用，以免血压升高影响检查，可于检查当日早晨用少量清水（＜20毫升）送服即可。

2. 有些药必须停：如合并心血管疾病、脑血管疾病，需要长期口服抗凝或抗血小板聚集药物，患者在接受结肠镜检查前，需要接受指导，合理停药，在接受检查后则需要依据具体情况决定恢复用药时间。如检查过程中存在活检或息肉切除等操作，需要在检查结束后继续停用一段时间抗血小板聚集及抗凝药物。

（二）肠道准备

充分的肠道准备可提高结肠镜检查的安全性和有效性，不合格的肠道准备会严重影响结肠镜检查的质量（图5-1）。

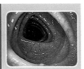

差　　　　　较差　　　　　较好　　　　　好

图 5-1　肠道准备效果

肠道准备工作如下。

1. 饮食限制：是提高肠道准备质量不可忽略的内容，且是通过减少肠道中食物残渣来提高肠道的清洁度。通常建议检查前 1~3 天低渣饮食 / 低纤维饮食，如只吃米饭、鱼类、蛋类制品等；不吃粗纤维、油炸食品，以及带籽的菜或水果，比如西红柿、火龙果、草莓等。

2. 使用肠道清洁剂：临床上肠道清洁剂有多种选择，选择合适的药物需要依据患者整体健康状况、病史、服药史、既往肠道准备情况及安全性等因素综合考虑。目前，3 升聚乙二醇电解质散分次剂量方案仍为首选：检查前 4~6 小时，2~3 升水 + 聚乙二醇，每 10~15 分钟服用 250 毫升，2 小时内服完。此外，在肠道准备过程中联合应用去泡剂（西甲硅油）可显著提高去泡效果。

■ 普通结肠镜与无痛结肠镜的选择

在有经验的医学中心，基于医生的熟练操作及医患之间的密切配合，普通结肠镜检查虽可导致腹部不适、腹胀等感受，但多数属于患者可以耐受的范围。部分患者由于腹部手术后肠管粘连、体型瘦长、结肠冗长等原因，会显著增加结肠镜检查难度和腹痛程度，或者部分患者由于极度紧张、焦虑难以配合检查，那么推荐无痛结肠镜。

无痛结肠镜是在患者接受检查前，由麻醉医生从静脉给予短效麻醉剂及镇痛药，避免结肠镜检查所致的不适感，提升患者耐受程度与结肠镜检查效果。需要注意的是，麻醉亦存在一定风险（如药物过敏、术中呕吐引起误吸、窒息、吸入性肺炎、脑血管意外等），并非每位患者都可以接受无痛结肠镜检查。

■ 提前了解结肠镜检查的过程

在接受检查前，患者需要接受麻醉评估；在检查过程中，患者为浅镇静镇痛状态，而非意识完全消失；在接受检查后，需进入麻醉恢复室观察 30 分钟，无异常才可离开，当天也不要开车、高空作业或进行其他精细操作，以免发生意外。

结肠镜可实现对患者全结肠及直肠完全检查：结肠镜从肛门插入后，通过肛管进入直肠，一般首先将结肠镜插至盲肠，如有必要，则通过回盲瓣进入回肠末段进行观察，之后再逐渐退镜观察升结肠、横结肠、降结肠、乙状结肠、直肠等。如果在观察的同时发现病灶，可活检以明确病理诊断，亦可依据病灶的具体情况做结肠镜下治疗，如息肉切除等。

结肠镜检查期间，患者一般双膝屈曲，左侧卧位躺在检查床上（图 5-2）。但是由于不同患者肠道个体差异可能较大，为减少痛苦、方便进镜，术中可能要配合更换为平卧位或右侧卧位等体位。

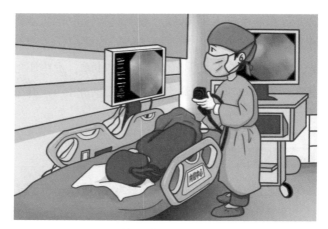

图 5-2　结肠镜检查时患者的体位

　　结肠镜检查过程中，通过冲洗、吸引、注气扩张肠道、倒镜等方式对全结肠及直肠进行仔细观察。检查过程中如感觉疼痛、腹胀等不适，请随时与内镜医生沟通。结肠镜检查后，部分患者存在因注气而导致腹胀不适的现象，适当走动或做排便动作，充分排气后即可好转。

📖 **结肠镜检查病例分享**

　　结直肠癌的发生发展大多遵循"腺瘤—癌"路径：小息肉→大息肉→低级别上皮内瘤变→高级别上皮内瘤变。癌变的进展过程一般需要数十年的时间，为疾病的早期诊断和临床干预提供了重要的时间窗口。

　　此外，结直肠癌的预后与诊断分期密切相关，Ⅰ期结直肠癌的 5 年相对生存率为 90%，而发生远处转移的 IV 期结直肠癌的 5 年相对生存率仅为 14%。大量的研究和实践已经表明，结直肠癌筛查和早诊早治可以有效降低结直肠癌的病死率，而结肠镜检查是结直肠癌筛查普遍应用的金标准。

病例一

69 岁的刘奶奶平时自我感觉身体状况良好，因女儿反复敦促才来医院接受结肠镜检查，结果在结肠镜检查中发现升结肠处有 1 个长径约 1.2 厘米的病变，考虑早期结肠癌的可能。医生随即为刘奶奶安排内镜手术切除，术后病理证实为早期结肠癌，因病变尚处于早期阶段，无须接受外科手术及术后化疗。

通过结肠镜检查可实现结肠癌早诊早治，避免病变进展和转移。

病例二

58 岁的李大伯长期感觉腹部不适，但一直没有重视，后来大便总是发黑，偶尔会感觉有一些肚子疼，身上还总没劲，面色发白，而且身体越发消瘦，最终下定决心来做结肠镜检查。结肠镜检查提示结肠癌，并通过活检明确病理诊断，最终转诊至外科接受根治性手术切除。

　　消化道早期癌往往没有症状，出现症状多已经进展为中晚期癌。结肠镜检查是最为重要且有效的早癌筛查手段，因此，请务必重视，不要因为"怕麻烦""费用贵""工作忙"等主观或者客观因素拒绝结肠镜检查，留下遗憾。

（扫描二维码，观看本章更多消化内镜图像）

结肠镜治疗：阻断早期结直肠癌和结肠息肉发展

　　如今，早期结直肠癌和结肠息肉可以通过消化内镜直接微创切除癌变，而不需要做传统的外科手术。本章就为大家具体介绍如何通过结肠镜治疗早期结直肠癌和结肠息肉，以及术后并发症的防治方法。

■ 结直肠癌的诊治现状

根据 2020 年资料，结直肠癌是全球第三大常见的男性癌症，也是第二大常见的女性癌症。据国家癌症中心 2022 年发表的最新数据显示，在 2016 年，我国恶性肿瘤死亡排名中，结直肠癌排在第四位，每年死亡人数接近 20 万。同时，结直肠癌的发病排名为第二位，每年新发病例约有 40 万。中国结直肠癌的发病增长的速度高于世界平均水平，而 40 岁以上的群体是结直肠癌的集中发病群体，并且近 10 年来，这个群体正在不断年轻化。

2020 年，我国公布了中国中晚期结直肠癌患者诊疗现状调查的中期结果，其显示：有超过 64% 的患者完全不了解结直肠癌的高危因素；85% 的患者不知道该怎么筛查结直肠癌；有 97% 的患者在患病前从未做过结肠镜；而 85.8% 的被调查患者首次就诊原因是发现了便血、严重的腹泻或腹痛等进展期癌的症状；7.3% 的患者是在诊治其他疾病时偶然发现了结直肠癌。在被调查的患者中，只有 6.9% 的患者是通过主动体检发现的。在首次确诊时，有 83% 的结直肠癌患者处于中晚期，并且有 44% 的患者已经出现了肝、肺等远处转移。

结直肠癌是所有癌症中最能从筛查中获益的癌症之一，有效的早期诊断和干预治疗，可以显著下降结直肠癌的发生率和病死率。但目前我国早期结直肠癌的诊断率总体偏低，明显落后于日本和韩国。对全国 37 家三甲医院的数据进行统计，我国目前诊断的 I 期结直肠癌只占 14%，II 期占 26%，而 III 期和 IV 期的患者加起来超过了 60%。其中的原因首先是结肠镜筛查的普及率偏低，另外也与各个地区及医院之间的诊治水平参差不齐有关。

这里要提到一个间期癌的概念，所谓的间期癌指的是上次结肠镜检查结果无异常之后，在下一次复查之前出现了临床症状而确诊的癌。这部分间期癌可以占所有结直肠癌总数的 8%~9%。

间期癌的发生，一方面与某些患者疾病发展的特点有关，因为有少部分癌症不是经过最常见的腺瘤到腺癌的途径发生，主要表现为筛查结肠镜正常之后突然发生的结直肠癌；另一方面是由于结直肠本身存在褶皱多、视野盲区多的解剖特点，以及医院和地区之间诊治水平的差异，可能在结肠镜的检查中出现了腺瘤的漏诊，这也是间期癌发生的其中一部分原因。

结直肠癌的发生发展是一个比较长期的过程，它的发病套路非常简单，超过 90% 的结直肠癌都是从息肉慢慢发展而来。从息肉发展到癌有时需要数十年的时间。

虽然看起来留给医生早期发现结直肠癌的时间很长，但我国 85% 以上的结直肠癌在发现的时候已属于进展期癌。而进展期癌即使经过手术、放疗、化疗、靶向治疗等综合治疗，患者的 5 年生存率仍较低。Ⅲ期以上的结直肠癌 5 年生存率在 40% 以下。相反，早期结直肠癌经治疗后的 5 年生存率超过 95%。

认识早期结直肠癌及癌前病变

什么叫早期结直肠癌、癌前病变呢？所谓的早期结直肠癌是指癌细胞只局限于肠壁的黏膜下层以内，尚未侵犯到固有肌层的肿瘤。而结直肠癌前病变主要包括腺瘤性息肉、锯齿状病变及息肉病。息肉病也包括腺瘤性息肉病及非腺瘤性息肉病。

早期结直肠癌的治愈率超过 90%，其中极早期的黏膜内癌几乎可以 100% 治愈，而晚期结直肠癌 5 年生存率在 20% 以下，这其中存在着巨大差距。

如图 6-1 所示，左侧是患者体检时发现的息肉，当时还可以通过结肠镜切除。但在 8 年之后，它已经进展成了结肠癌，这时候结肠镜已经不能处理了，只能进行传统外科手术治疗。

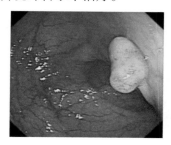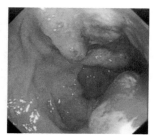

图 6-1　结肠息肉与结肠癌

下面重点介绍结肠息肉。所谓的结肠息肉是肠道黏膜突向肠腔内的一种局部隆起的赘生物，凡是从结肠黏膜表面突出到肠腔的息肉状病变，在没有确定病理性质之前，均称为结肠息肉。结肠息肉的发病率随年龄的增长而逐渐上升，大多出现在中年以后，中年以后以男性更为常见。它在肠道中可以单个发生，也可以同时存在数个、数十个，甚至更多，而它的病理类型主要分为炎症性和腺瘤性两种。

通常结肠息肉的患者并没有什么特殊的不适，大部分是在体检进行筛查时发现的，其中炎症性息肉在炎症治愈之后可以自行消失，但是腺瘤性息肉一般不会自行消失，而且它是有恶变倾向的。检出息肉最有效的方式是定期进行全结肠镜的检查，并且在结肠镜下进行干预和治疗。

📖 结肠镜的四种治疗方式

早期结直肠癌及癌前病变的结肠镜治疗方式，主要包括冷钳除术及冷切除术、圈套法电切除术、内镜黏膜切除术，以及内镜黏膜下剥离术4种，这4种方式中应用最广的是内镜黏膜切除术及内镜黏膜下剥离术。下面分别进行介绍。

一、冷钳除术及冷切除术

对结肠息肉可以进行冷钳除术及冷切除术，这部分的技术主要针对长径 0.4 厘米以下的小息肉。这样大小的息肉，通过结肠镜直接钳除掉就可以达到较好的治疗效果。这是因为结肠镜中的活检钳正好可以把小息肉完全夹住，然后对它进行冷钳除，把小息肉完全夹掉。而肠壁上的创面很快就可以自愈。

47 岁的彭女士由于体检做结肠镜检查，在肠壁上发现了一个长径为 0.3 厘米的扁平小息肉，医生便建议做冷钳除术及冷切除术。

二、圈套法电切除术

常规圈套法电切除术主要针对长径超过 0.4 厘米的小息肉，这是因为稍微大一些的息肉，用活检钳可能难以达到一次完全切除的效果。而用圈套器套扎住息肉的根部，即可以进行完整的电切除。

58 岁的王大伯由于下腹痛做结肠镜检查，被发现肠壁有一个稍微大一些的无蒂息肉病变。

对于王大伯这样的息肉，结肠镜中的电圈套器可以在息肉根部进行完整的套扎，再进行电切除。但是这种方法也存在一定的风险，主要因为操作时圈套器的电刀是直接接触肠壁的，所以电切的时候相对容易损伤肠壁肌层，故风险也相对略高。

三、内镜黏膜切除术

目前，在北京大学第一医院内镜中心应用最多的是内镜黏膜切除术。内镜黏膜切除术的操作过程与圈套法电切除术相比，最大的区别就在于多了第一步，也就是用注射针向黏膜下层注射生理盐水进行黏膜抬举。

（扫描二维码，观看内镜黏膜切除术视频）

肠壁上隆起的息肉，医生首先会通过结肠镜伸出注射针，向黏膜下层注入生理盐水。通常在生理盐水中加入一些蓝色成分，主要是为了显色，以便更好地指示隆起的范围和程度。

把黏膜整个抬举并且充分隆起之后，通过结肠镜伸出圈套器，把整个病变处的黏膜套扎住，再进行电切除。如果切除后的创面非常干净，也没有病变的残留，就达到了结肠镜下完整切除的效果。

接下来用组织夹把创面封闭起来。组织夹的封闭主要是为了预防术后出血。

这种操作的好处是通过黏膜下注射，将肠道黏膜表面的病变和肠壁的肌层分离开，黏膜下层变厚了，这样在第二步进行圈套器套扎电切除的时候，医生就有了更大的发挥余地，可以充分地将病变及周边一圈正常的黏膜完整地套扎住。而在第二步进行电切的时候，由于有黏膜下层水垫的保护，也不用担心电切的时候圈套器可能烫伤肌层，因此操作的安全性更高。

国内的临床指南指出，内镜黏膜切除术适用的病变范围主要为：长径为5~20毫米的平坦及广基病变，怀疑有管状腺瘤、绒毛状腺瘤或锯齿状病变；还有范围较小的可疑高级别上皮内瘤变，且预计通过内镜黏膜切除术可以完整切除的。

四、内镜黏膜下剥离术

内镜黏膜下剥离术是在内镜黏膜切除术基础上发展起来的技术，现在已经成为内镜下治疗早期消化道恶性肿瘤的标准治疗方式，它可以在保留器官的同时，实现对胃、肠道表浅肿瘤的治愈性切除，这样就避免了传统外科手术。

内镜黏膜下剥离术是怎么操作的呢？

如果病变的边界在视野中不够清晰，医生先通过消化内镜伸出电刀，在病变的周围进行环周标记，这样在操作的过程中标记点就可以起到指示作用。然后跟内镜黏膜切除术的操作一样，也是通过注射针在病变周边的黏膜下层注入液体，一般是生理盐水，有的时候可能增加一些玻璃酸钠之类胶体的液体，以减慢吸收速度，延长黏膜下层的抬起时间。接下来沿着标记的外缘使用电刀切开黏膜层，沿着黏膜下层逐渐推进剥离，直到完整地切除病变。

内镜黏膜下剥离术主要用于治疗可以完整切除的早期结直肠癌和癌前病变。根据指南，内镜黏膜下剥离术主要用于淋巴结转移的风险低、符合内镜切除标准，但直径较大、内镜黏膜切除术难以整块切除的病变。

即使病变范围较大，只要消化内镜评估属于早期的浅表病变、淋巴结转移的风险低，都可以通过内镜黏膜下剥离术进行切除。

除了较大的病变以外，伴有黏膜下纤维化的病变，或者在慢性炎症（如溃疡性结肠炎）基础上伴发的局部肿瘤，以及结肠镜下切除后局部残留的病变，都可以通过内镜黏膜下剥离术进行治疗，基本方法与上消化道的内镜黏膜下剥离术相同。下面介绍几个应用内镜黏膜下剥离术的病例。

病例一

65 岁的赵阿姨最近偶尔出现大便带血。她听说邻居大便出血，检查之后诊断是结肠癌，自己由于担心赶紧来北京大学第一医院做了结肠镜检查。而在结肠镜的检查过程中发现，赵阿姨的直肠长了一个范围长达 18 厘米的超级大息肉，它把整个直肠壁的全周都长满了，而且病变的下缘已经到达了齿状线，也就是直肠和肛门分界的地方。不幸中的万幸，虽然这个病变非常大，但经过结肠镜观察之后，又结合腹部增强 CT 等影像学的检查，发现病变的浸润深度还是非常表浅的，可以尝试进行结肠镜下的切除。于是医生为患者进行了内镜黏膜下剥离术的治疗，整个手术花费了十几小时。术后可以看到剥离后的创面非常长，一直从直肠的上端到肛门口，且创面切除得非常干净。当时切下来的病变标本达到了 18 厘米 ×13.5 厘米。而它最终的病理结果显示，虽然病变非常大，但整体都是早期癌的状态，没有黏膜下层的侵犯。所以判定，通过内镜黏膜下剥离术的治疗，已经达到了治愈性的根治切除，跟做外科手术的效果是相当的。但这个手术创伤小、恢复快。看到病理结果大家非常欣慰，一切付出的努力都是值得的。

正是消化内镜诊断和治疗技术的蓬勃发展拯救了许多像赵阿姨这样的患者。对于这种直肠低位、靠近肛门的病变，为了达到完全切除，传统治疗只能采取 Miles 手术，也就是经腹会阴联合直肠癌的根治术。这种手术无法保留患者的肛门，只能在腹壁进行造瘘，患者术后需要通过造瘘口进行排便，而且要经常更换造瘘袋，对生活质量有极大的影响。而通过结肠镜的治疗，可以使低位早期直肠癌的患者避免外科手术，尽可能地维持较好的生活质量。从赵阿姨术后复查时候的结肠镜图像可以看到，虽然术后的创面很大，但复查时黏膜已经完全愈合了，术后恢复非常好。

病例二

37 岁的小张平时没什么不舒服，但是因为有结肠癌的家族史，所以他也想做结肠镜。在常规结肠镜检查中，发现小张的直肠有一个隆起的病变。但是它跟一般常见的息肉不一样，这个病变不是从黏膜表面长出来的，而是从黏膜的下面长出来的，是一个神经内分泌肿瘤，它的层次相对较深。对于这样的病变，也可以通过内镜黏膜下剥离术进行切除。

与胃和食管的内镜黏膜下剥离术不同，结肠的内镜黏膜下剥离术要先进行黏膜下层的液体垫注射，然后环周切开病变周围的黏膜，因为病变的层次相对较深，所以医生在操作中是紧贴着肠壁的肌层进行分离的，这样确保能够完整地切除病变。术后创面非常干净，没有病变的残留，标本也非常完整。小张通过这样一种结肠镜下的治疗也达到了治愈效果。

病例三

70 岁的王奶奶最近总是觉得腹胀、大便偏稀，所以来医院做结肠镜检查，结果发现一处直肠有黏膜下肿瘤。病变在结肠镜下表现的形态是一个半球形的隆起，跟常见的息肉长得不太一样。所以医生进一步给她做了超声内镜检查，在超声中可以看到它的起源是肠壁的肌层，大小有 1.4 厘米 ×1.3 厘米。这个病变的生长层次比第二个病例中的神经内分泌肿瘤更深。不过没关系，这样的病变也可以通过内镜黏膜下肿瘤挖除术（ESE）进行切除。我们在术中分离的时候可以清晰地看到，这是一个起源于肌层的球形肿瘤。把它完整切除下来之后，应用组织夹和尼龙绳把这个比较深的创面进行了缝合，以减少术后出血和感染的风险。

■ 结肠镜切除手术可能有的并发症

虽然结肠镜切除手术的相关技术已经发展得非常成熟和完善，但是这毕竟是一种有创伤的操作，因此依然存在术后并发症的风险。最常见的并发症如下。

一、迟发出血

最常见的术后并发症是术后的迟发出血。医生在内镜诊疗术中操作的时候，如果看到镜下有出血，会及时进行电凝止血治疗，因此，患者在离开诊查室时是没有活动性出血的。但有小部分患者术后可能活动过早，或者没有遵医嘱禁食，或者病变本身的血管较多、出血风险较高，这部分患者可能会发生术后的迟发出血。迟发出血主要的表现是血便。

结肠镜切除手术后，如果有少量的血液或者血凝块随大便排出，一般通过及时的卧床休息即可自行停止。但如果出血量很大、频繁血便或者出现了头晕、心慌等情况，需要及时告知医生，这种情况可能需要进行急诊结肠镜下的止血治疗。

二、穿孔

因为肠壁本身就像纸一样菲薄，而结肠镜切除手术是在菲薄的肠壁上再剥掉一层，就使它变得更薄了，因此存在穿孔的风险。在穿孔的早期，如果没有弥漫性腹膜炎的表现，及时进行结肠镜下封闭创面、禁食补液、抗感染等，保守治疗是有望成功的。但是，如果穿孔的时间比较长，肠内容物持续漏出，结肠镜下的封闭就会变得比较困难，需要外科手术治疗。另外，如果穿孔比较大，或者穿孔周边黏膜的质地比较脆，结肠镜无法夹闭，即使发现得比较早，也可能需要外科手术治疗。

三、电凝综合征

比较少见的并发症叫电凝综合征，它的发生率较低，只有 0.3%~1%。主要的表现是在息肉切除或者内镜黏膜下剥离术后出现局限性的腹痛和发热，这个时候查血常规可能有白细胞升高，但是腹部影像学检查没有明显的穿孔征象。这是由于在电切的过程中出现了肠壁浆膜（也就是外膜）灼伤导致的，一般出现在息肉较大、基底较宽、起源较深的情况。在套扎正常黏膜的时候，圈套器或电刀接触临近的肠壁可能导致肠壁通电，或是电凝的时间比较长、电凝电流比较大，造成肠壁外膜灼伤。这种并发症的主要治疗措施同样是禁食、静脉补液及应用广谱抗生素治疗，直到症状消失。

针对这些并发症，在息肉切除术、内镜黏膜切除术及内镜黏膜下剥离术后会有相应的注意事项，需要大家认真遵照执行。患者还要密切观察自己有没有发生腹痛、血便及发热等情况，如果有，需要及时来医院就诊。

■ 术后随访及生活方式调整

一、切除息肉之后，该如何进行术后的随访呢？

对于单个的良性息肉切除术后，可以 1~3 年后再复查结肠镜。如果一次性切除了多个良性息肉，应该在切除的第二年就复查结肠镜，根据结肠镜检查的情况再决定后续的复查频率。

如果术后病理提示是绒毛状腺瘤或锯齿状病变，这一类病变的癌变风险相对较高，所以建议在切除后的第二年也要复查结肠镜。对于有结直肠癌家族史的患者，应该根据病理结果更频繁地进行复查和监测。

早期癌的患者接受结肠镜切除术后，局部残留和复发的风险较高，所以也需要密切随访。如果早癌患者术后病理证实达到了治愈性切除，应该在术后 6 个月和 1 年复查。如果复查结果没有异常，可以改为每年复查，并进行腹腔和盆腔 CT 等相关影像学检查。

早期结直肠癌的患者如果通过结肠镜的治疗，没有达到治愈性切除，也就是病理结果提示非治愈性切除，患者在大部分情况下存在比较高的复发或淋巴结转移风险，所以建议这部分患者追加根治性外科手术治疗。如果在随访的过程中出现了复发或异时性病灶（是指两处病灶发生的时间间隔在 6 个月以上）的患者，可以经过结肠镜和影像学的评估后，医生再次进行内镜黏膜下剥离术治疗或进行传统外科手术治疗。

二、结直肠息肉患者需要改变的生活方式

世界癌症研究基金会在 2017 年更新的报告中，总结了饮食营养、体育活动等因素与结直肠癌之间的关系，并给出了以下几个推荐。

1. 对于结直肠息肉的患者要少吃肉类及甜食，其中所提到的肉类主要指的是红肉及加工过的成品肉类及脂肪含量较高的食物；甜食指的是糖及含糖量高的甜品。需要多吃的是富含膳食纤维的食物，比如水果、蔬菜及多种谷物。

2. 息肉患者要戒烟。吸烟是明显增加结直肠癌及结直肠息肉发病风险的因素。

3. 对于糖尿病患者也需要控制血糖。因为高血糖会增加息肉和结直肠癌的发病风险。

4. 推荐超重的息肉患者减重。研究显示，对于超重和肥胖的患者，身体质量指数每升高 5 个数值，发生结直肠息肉和结直肠癌的风险就增加 19%，所以控制体重也是非常重要的。

5. 建议保持适当的运动。适宜的身体活动有助于增加结直肠癌患者的生存率。

以上是通过调整生活方式，来改善结直肠癌及结直

肠息肉复发率的一些建议。

　　总之，结肠镜的筛查是发现早期结直肠癌及癌前病变的金标准，而消化内镜是一种安全可靠的治疗早期消化道癌的方法，它可以在保留消化道器官结构完整和维持功能健全的同时，达到根治的效果。

（扫描二维码，观看本章更多消化内镜图像）

第七章

消化内镜的其他"本领"

消化内镜在早期发现和治疗消化道肿瘤和息肉方面是一个"能手"。随着技术的发展，它的用处越来越广泛，比如，通过消化内镜取出胆道内的结石、治疗阑尾炎、痔疮等。本章主要介绍消化内镜的多种用途，希望大家对它们的功能和应用有更多、更全面的认识。

■ 消化内镜取胆道结石

一天，老王晚饭后突然觉得腹痛，还有点恶心，没过一会儿又觉得很冷，控制不住地抖了起来，当救护车送到医院时，他的体温已经到了40℃。医生迅速给他做了化验和CT检查，结果显示胆管里长了结石，堵住了胆管并引起了感染。老王感到很困惑，问："多年前，我的胆结石已经做过手术了，怎么胆里又有结石了呢？"

其实，生活中常听到的"胆结石"通常指的是"胆囊结石"，而胆管结石和胆囊结石是两类不同的疾病。胆管结石又分为肝外胆管结石和肝内胆管结石。

老王得的是肝外胆管结石，也就是我们常说的胆总管结石，与胆囊结石比起来，它更容易发作，可出现腹痛、高热寒战、黄疸等症状，危害较大。所以胆管结石一旦发现，一般都建议手术治疗，手术又分为内镜取石和传统手术取石。而内镜取石就是我们所说的内镜逆行胆胰管造影术。

内镜逆行胆胰管造影术指的是消化内镜通过口咽、食管、胃进入十二指肠，在这里找到胆总管和胰管的共同开口——十二指肠大乳头，通过注射造影剂使胆总管、胰管显影的技术。经过几十年的不断发展和创新，内镜逆行胆胰管造影术已经是一大类技术的统称，这其中就包括胆总管结石的取石术，方法是：先用特制的电刀在胆总管出口的阀门处切开一点或者扩张一下，然后再送入器械捕捉结石并从胆总管里取出（图7-1）。由于手术是通过人体自然腔道完成，所以是典型的微创方法。

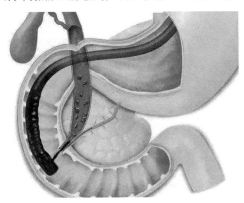

图7-1　ERCP取出胆道结石

最终医生给老王实施了内镜逆行胆胰管造影术，术后两天老王就康复出院了。

📖 内镜医生的第三只眼：超声内镜

老王因为腹痛到医院查了CT才发现胰腺有些问题，但是CT报告并没有明确诊断。老王和家属不禁担心起来："会不会是胰腺癌啊？""胰腺癌是不是就没得治了？"在担忧和纠结的时候，医生推荐老王做超声内镜，以便进一步明确诊断，决定下一步的治疗方案。

众所周知，消化内镜是医生用自己的双眼观察消化道黏膜的一种方式。对于消化道之外的器官，例如胰腺等，内镜医生是无法直视看到病变的，需要"第三只眼"越过消化道黏膜层才可以观察。超声内镜就是内镜医生的第三只眼，它将超声探头安在消化内镜前端，在消化道内部进行超声扫查，与普通体外超声及腹部CT相比，更加直接和精确，可以发现早期的恶性肿瘤。

对于患者来说，做超声内镜和做无痛胃镜、无痛结肠镜的感受并没有区别，因此不需要担心超声内镜会带来额外的不适。

对于医生来说，超声内镜不只是用来"看看"，更重要的是通过超声内镜下穿刺病变得到的病理结果，以判断病变的良恶性质。特别是对于胆总管、胰腺的病变，超声内镜下穿刺不需要"开刀"就能进行良恶性的诊断，避免了诊断性手术对患者的伤害，也就可以为老王这样临床诊断不明确的患者提供金标准的病理诊断。另外，对于无法做手术切除的恶性肿瘤，超声内镜下穿刺获得的组织可以进一步进行分子检测，以便肿瘤科医生制定更精准、有效的化疗方案。

因此，对于胆总管、胰腺的病变，超声内镜有其独特的优势，安全有效，也可以被大部分患者所接受。

■ 超声内镜判断黏膜下肿瘤的性质

王女士和张先生做胃镜时发现一个可疑为"黏膜下肿瘤"的病变。随后医生为他们进行了超声内镜检查，证实存在黏膜下肿瘤，并判断其性质最有可能是"胃肠间质瘤"。不同的是，王女士的病变较小，长径只有几毫米。张先生的病变较大，长径达到 2 厘米。最终在医生的建议下，王女士暂不治疗，并计划 1 年后复查胃镜，以查看病变大小的变化。张先生则接受了消化内镜下手术，完整切除了病变，术后病理结果为"胃肠间质瘤，包膜完整，切缘阴性，生物学行为属低度危险性"。根据病理结果，医生告诉张先生无须再接受进一步治疗，今后定期复查胃镜即可。

什么是黏膜下肿瘤？他们为什么要接受超声内镜检查？同样是黏膜下肿瘤，为什么有的可以先观察，有的则建议切除呢？

其实胃并非只有一层，而是由四层结构组成。胃镜能直接观察到的一层是黏膜层。胃炎及人们谈之色变的胃癌都来自这一层。黏膜层的病变可以通过胃镜直接观察及病理活检来诊断。但有一些病变生长在黏膜层下方，故叫作黏膜下肿瘤，胃、食管、肠道都有可能发生。

黏膜下肿瘤其实只是统称。在胃里，它可能是胃肠间质瘤、平滑肌瘤或异位胰腺等。它们病变性质不同，治疗的必要性及治疗原则也不同。由于大多数黏膜下肿瘤的表面被正常黏膜完全覆盖，普通消化内镜检查只能通过黏膜下肿瘤造成的黏膜隆起推测其存在，但无法证实，也无法判断病变性质。

目前，对于黏膜下肿瘤最准确的影像学检查方法是超声内镜检查（图7-2）。超声内镜是在消化内镜的检查过程中，让超声探头进入胃、肠道内部，靠近病变进行超声扫描。它能使医生明确胃镜下的黏膜隆起是不是黏膜下肿瘤，并帮助判断病变的性质和来源，测量病变大小，从而制定后续的治疗计划。

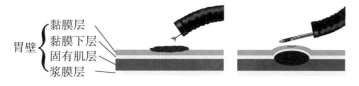

黏膜层
黏膜下层
胃壁{
固有肌层
浆膜层

图 7-2　超声内镜检查

注：黏膜层病变可以通过消化内镜观察、病理活检进行诊断（左），黏膜下肿瘤则需要利用超声内镜帮助诊断（右）。

通过检查，医生判断王女士和张先生胃内的病变最有可能是胃肠间质瘤，这是胃黏膜下肿瘤中最常见的一种。像王女士胃内这种体积小的病变，绝大多数为良性，生长非常缓慢，甚至不会再继续生长，对健康没有危害，建议定期复查胃镜或超声内镜监测大小变化。如果监测过程中出现病变短时间内增大，则建议消化内镜下切除。而像张先生胃内这种体积比较大的间质瘤，由于存在一定的恶变可能，在进一步检查除外腹腔淋巴结转移后，可以采用胃镜手术进行切除，并对切除病变进行病理检查。根据病理结果，医生再制定下一步的检查和治疗计划。

总之，消化内镜检查过程中发现黏膜下肿瘤的情况并不罕见，通过超声内镜检查可以判断病变性质、测量大小，能够帮助医生决定是选择观察还是进行手术切除。

📖 内镜逆行阑尾炎治疗术

人体的阑尾像一个中空的小尾巴，连接在盲肠上。不少人认为阑尾是人体中"多余"的器官，然而近年的研究发现，阑尾在调节人体免疫功能、维持肠道菌群稳态中发挥着重要作用。

急性阑尾炎是急腹症最常见的病因之一，而粪石梗阻是阑尾炎发病的重要原因。阑尾的开口容易落入粪石，进而导致细菌滋生，且发炎以后由于脓液难以自行排出，单纯通过药物治疗效果有限，部分患者甚至会出现阑尾穿孔或危及生命的腹腔感染。

经典的阑尾炎治疗方法是外科手术（开腹或腹腔镜）切除阑尾。但无论是腹腔镜还是开腹，术后患者都可能面临切口疼痛、切口感染、切口疝、腹腔残余脓肿、阑尾残株炎、阑尾残端瘘 / 粪瘘、出血和肠粘连 / 梗阻等风险，且治疗过程中，均需要打开腹腔切除阑尾，对患者造成人为创伤和器官功能缺失。

　　家住北京的王女士间断右下腹隐痛 5 个月，CT 检查发现"阑尾稍增粗，阑尾腔内高密度影，考虑粪石"。采取药物保守治疗后反复发作，考虑是慢性阑尾炎，阑尾粪石堵塞所致。由于患者惧怕外科手术，想保留阑尾功能，且害怕术后留疤影响美观，迟迟未进一步治疗。听闻北京大学第一医院内镜中心可以在不开刀的前提下治疗阑尾炎，便前来门诊咨询。经过术前评估，王女士很快就进行了阑尾炎的消化内镜治疗，术后患者右下腹痛消失，很快就出院了。

　　那么，消化内镜究竟是如何治疗阑尾炎的呢？
　　在外科学中利用引流的方法治疗化脓性感染的基本原则指导下，受内镜逆行胆胰管造影术治疗急性化脓性胆管炎的启发，大约 10 年前，我国学者率先提出用"内镜逆行阑尾炎治疗术"治疗急性阑尾炎，在国内外引起极大关注。简单来说，就是利用结肠镜观察阑尾开口，利用相关器械配件，引出脓液，取出粪石。此方法不需要在身上"开孔"，更不需要切除阑尾。
　　目前的研究显示，内镜逆行阑尾炎治疗术治疗阑尾炎的效果明显优于单纯药物治疗。同时，对于急性非复杂性阑尾炎（即非穿孔性阑尾炎），治疗效果不劣于外科手术，且安全性较好。绝大部分患者术后右下腹痛的症状 1 天内可消失，住院时间明显短于外科手术。从手术技术上来讲，内镜逆行阑尾炎治疗术已经较为成熟和有效，适合普及。

内镜逆行阑尾炎治疗术为广大患者提供了一种较常规抗生素治疗更为有效且不开刀的治疗方法，重要的是能保留阑尾器官。如果消化内镜治疗后出现阑尾炎的复发，仍能选择外科手术治疗。

📖 内痔的消化内镜治疗

俗话说"十人九痔"，生活中很多人都有这种感受，痔疮不是什么大病，但发作时出现便血、脱垂、疼痛、瘙痒、排便困难等症状，真的让人苦不堪言，难以忍受。很多人考虑到外科手术后痛苦的恢复过程，又对治疗望而却步，抹点痔疮膏便拖了下去，造成症状越来越重。

痔，究竟是什么？消化内镜又是如何治疗痔的呢？

痔是肛门直肠底部及肛门黏膜的静脉丛发生曲张而形成的一个或多个柔软的静脉团，是常见的慢性疾病，根据发生部位可分为内痔、外痔、混合痔，其中以内痔最为常见，约占 59.86%，且绝大部分为 I 度内痔（占全部内痔的 99.47%）。

痔的发病原因复杂多样，其中久坐、久站等使人体长时间处于一种固定体位，是发病的重要原因之一。这是因为，血液循环不畅会使盆腔内血流缓慢和腹内脏器充血，引起痔静脉过度充盈、曲张、隆起、静脉壁张力下降。此外，运动不足还能引起肠蠕动减慢，粪便下行迟缓或习惯性便秘则会压迫静脉，造成局部充血和血液回流障碍，引起痔静脉内压升高，静脉壁抵抗力降低，形成痔。

由于长时间使用电子设备且居家办公的时间增加，导致久坐的人越来越多，因此，痔的患病率也越来越高。有调查表明，女性的发病率为 67%，男性的发病率为 54%。任何年龄都可能发病，其中 20~40 岁较为多见，并随着年龄的增长而逐渐加重。

既往痔的治疗方法首选是药物治疗，如果治疗效果欠佳可尝试外科手术。但传统外科手术治疗，创伤较大，且术后需要俯卧在病床上 5~7 天，每天换药，给患者带来较大的不适。

对于药物治疗无效的痔，只能选择外科手术吗？

家住北京的王大爷患有内痔多年，但由于惧怕术后疼痛，迟迟不敢进行外科手术。听闻北京大学第一医院内镜中心可以在消化内镜下治疗痔疮，且疼痛轻微、术后恢复快，便前来门诊咨询。考虑患者痔脱垂症状严重，经过术前评估之后，医生决定采用内镜下套扎治疗。王大爷术中及术后无明显不适。

随着消化内镜技术的广泛应用，痔的消化内镜治疗也在临床上广泛开展。国际和国内有关痔治疗的指南都认为，伴有内痔相关症状，或经饮食及药物等保守治疗无效的Ⅰ～Ⅲ度内痔，消化内镜治疗均可有效消除和缓解出血、疼痛、脱垂等症状。同时，对于内痔手术后复发、肛门反复手术、高龄，以及患有高血压、糖尿病、严重系统性疾病等不能耐受外科手术或不愿接受外科手术的患者，消化内镜治疗也是优先选择的替代治疗方式。

目前，消化内镜治疗痔的方法主要有两种：套扎治疗和硬化治疗。套扎治疗，是将胶圈套入到内痔的根部，利用胶圈弹性阻断痔的血液运行，从而使痔块发生缺血、坏死、脱落而愈合；硬化治疗，是在直视下向痔的基底部注射硬化剂，硬化剂使痔中曲张的静脉坏死、脱落，达到治疗的目的。

内痔的消化内镜治疗相对于传统外科手术有着众多优势，包括安全性好、操作快速且简便、术中和术后痛苦极低、并发症少、恢复快、费用低等，具有广阔的应用前景。对于符合适应证的患者来说，消化内镜下微创治疗是一个不错的选择。

■ 食管被锁紧，经口内镜下肌切开术可松劲儿

53 岁的常大妈三年来反复出现吞咽困难，一开始进食干硬食物（馒头等）时出现吞咽困难，后来进食液体食物

也出现吞咽困难，东西吃进去噎在那里难受得很，还经常返回来。因此，对于我们大多数人来说吃饭这件轻松的事，成了常大妈的大难题。邻居刘大姐听说了之后劝她赶紧去医院看看，怕食管里长了东西。日渐消瘦的常大妈来到内镜中心就诊，胃镜发现常大妈的食管很光滑、通畅，但是贲门口紧缩，内镜通过时阻力很大，用力才能通过。后来常大妈经上消化道造影和食管压力测定，确诊了贲门失迟缓症。

什么是贲门失迟缓症？

贲门失弛缓症是一种临床少见的疾病，发病率为（1.07~2.2）/10万，患病率为（10~15.7）/10万，不同年龄段个体均可患病，在40~60岁人群中出现发病高峰，又被称为贲门痉挛、巨食管症。它的主要表现是由于食管下括约肌松弛不良及食管蠕动缺失，导致食物潴留，从而引起吞咽困难、反流、胸痛及体重减轻等，是一种原发性食管动力障碍性疾病。这类患者由于长期进食困难，严重影响他们的生活质量和营养状况。

常大妈住院后，经过专家们的全面评估，制定了经口内镜下肌切开术（图7-3）的治疗方案。经口内镜下肌切开术是一种微创治疗贲门失迟缓症的方法，通过消化内镜相关微创器械先在患者食管黏膜"开窗"后，再沿食管黏膜下层开辟一条黏膜下"隧道"，并在内镜下直视切开食管周围的环行肌肉，以松解痉挛增厚的环形肌，最后再用金属夹封闭食管"开窗"的部位，保证食管管腔的完整，从而达到治疗贲门失弛缓症的目的。

　　该手术经自然腔道进行，具有手术时间短、创伤小、恢复快、费用少等优点，充分体现了"微创治疗"的优越性，让患者免受开刀之苦，目前已经成为治疗贲门失弛缓症的首选方法。术后常大妈逐渐恢复饮食，吞咽困难也得到了明显缓解。1年后复查时，常大妈胖了5千克左右，气色和精神比1年前好了很多。

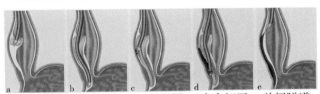

a	b	c	d	e
切开黏膜	建立隧道	切开肌层	完全切开	关闭隧道

图7-3　经口内镜下肌切开术手术的操作过程

📖 "双镜联合"——腹腔镜＋消化内镜

　　前几天43岁的王先生做结肠镜时发现肠道里长了"坏东西"，此刻正一脸忧郁地坐在病床上，等待医生来谈话。病理报告是结肠癌，医生说需要外科手术。王先生的心里五味杂陈，正值事业黄金时期，怎么就患上癌症，还要切肠子了呢？要切多少啊？切完后还能像正常人一样吃喝吗？一系列的疑惑压得他喘不过气来。

　　"您不用太担心，明天的手术由我和我的团队来为您做。"主刀陈医生向王先生解释，"您肠道里的病变发现得不算太晚，目前直径只有2厘米，还没有突破肠壁外膜。但这也有个问题，咱们采用微创腹腔镜的方式进行手术时，可能找不到瘤子。"

王先生害怕了，问："那怎么办啊？我不会白挨一刀吧？"

陈医生安慰道："您不用担心，我们还有强大的内镜中心保驾护航呢！万一手术中找不到这个瘤子，我们会请内镜医生来手术会诊，腹腔镜和结肠镜双镜联合（图7-4），再小的病变也逃不掉。"

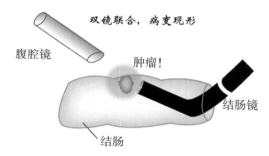

双镜联合，病变现形

腹腔镜　　肿瘤！　　结肠镜

结肠

7-4　双镜联合治疗结肠癌

王先生悬着的心算是暂时放下了。手术如期进行，果然如术前医生的判断，病变太隐匿了，在腹腔里完全寻不到踪迹。

"请内镜中心医生来会诊！"陈医生果断决定。很快，内镜中心蔡医生带着设备来到了手术间，为王先生进行了术中结肠镜检查并找到了瘤子的位置。手术台上陈医生循着结肠镜发出的亮光确定了病变所在，腹腔镜和结肠镜合作反复确认具体位置后，陈医生精准地切下了瘤子所在的肠段。5天后，王先生平安出院。

消化内镜技术的蓬勃发展使其在临床医学的诸多领域展现出无可替代的优势。"双镜联合"是指腹腔镜与消化内镜（胃镜、结肠镜等）联合应用的技术手段，充分发挥各自的优势，弥补单一治疗手段的不足，为精准医疗提供有力保障。消化内镜在"双镜联合"胃肠道疾病治疗中的应用主要包括以下几个方面。

一、消化道内外配合确定病变位置

对于病变范围较小、比较表浅的肿瘤来说，病灶在胃肠腔外通过腹腔镜观察就不明显，在行腹腔镜微创治疗时，加上没办法伸手进去触摸寻找，部分肿瘤很难在腹腔镜下精确定位。此时，如果借助消化内镜经自然腔道（如口腔或肛门）到达病灶位置，通过光源指示及与腹腔镜器械的触碰确认，手术医生可以精确定位病灶所处的位置，从而完整切除病变。同时，"双镜联合"也可为缩小手术范围、保留更多胃肠道功能创造有利条件。

二、同期评价腹腔镜治疗效果

一部分生长在胃肠道黏膜之下的肿瘤，如间质瘤，在腹腔镜切除时，如果有消化内镜的辅助，不但可以完整切除肿瘤，还能减少在手术过程中由于看不清边界把肿瘤切破的风险。肿瘤切除后还可以借助消化内镜评估肿瘤是否有残留。此外，对于食管和胃贲门附近的肿瘤，还可以当场判断是否存在因手术吻合而造成的管腔狭窄，尽可能减少手术并发症的出现。

三、染色标记辅助定位及示踪

吲哚菁绿是一种安全的荧光染料，具有与血浆蛋白结合的特性。对于腹腔镜下不易发现的病变，可在手术中通过消化内镜进行肿瘤吲哚菁绿荧光标记。结合荧光腹腔镜技术进行肿瘤定位、淋巴结示踪，以及病变血供评价等操作，从而提高肿瘤根治率，保证淋巴结清扫范围及减少术中和术后的出血风险。

四、腹腔镜监视下，复杂病变的消化内镜治疗

对于病变范围较大，消化内镜治疗有穿孔和损伤周围脏器风险的病例，可在腹腔镜的直接监视下行消化内镜切除治疗。有腹腔镜的保驾护航，患者就有了消化内镜微创治疗的机会，一方面，最大程度减少穿孔等并发症的发生风险；另一方面，腹腔镜也为可能出现的突发状况提供实时的补救措施，保证医疗安全。

"双镜联合"技术手段的广泛应用，使得外科手术治疗向精准化、个体化方向迈出了重要一步，同时也

使得消化内镜诊疗的安全性得到了有效提升。相信在未来，腹腔镜与消化内镜的深度合作一定能在更多领域使患者获益。

（扫描二维码，观看本章更多消化内镜图像）

第八章

消化内镜诊疗前后要做的事儿

随着人民生活水平的提高和健康意识的不断提升，疾病筛查已经越来越受到重视，很多人已经开始常规进行胃镜和结肠镜的体检，而且通过消化内镜微创治疗某些疾病也越来越普及。在医院，消化内镜诊疗的顺利进行不仅取决于诊疗过程本身，还和诊疗前的准备工作及术后处理密切相关。患者了解相关知识，不仅可以避免相关检查和治疗的并发症，还有利于疾病的康复。

■ **消化内镜诊疗前的注意事项**

一、饮食方面

胃镜诊疗一般于上午空腹进行，诊疗前 6~8 小时不能吃任何食物，诊疗前 4~6 小时不能喝水，避免诊疗过程中胃里存有食物而造成呛咳。

结肠镜诊疗前一周不能食用火龙果、猕猴桃等带籽的水果及紫米粥、韭菜、芹菜、西红柿、大枣、木耳、海带等易留存的食物。建议结肠镜诊疗前 3 天服用易消化、低纤维的食物，如米粥、稀饭、面包、软面条、豆浆、豆腐、豆腐脑、藕粉、排骨汤等。

二、药物方面

如果长期服用抗血栓药物（如阿司匹林、华法林、氯吡格雷、利伐沙班、达比加群等），或具有活血作用的中药（如三七、丹参等），需要于诊疗前咨询相应的心血管或脑血管专科医生是否可以停服药物。按照规范停用药物后才可以进行相应的消化内镜诊疗。但降压药物不需要在消化内镜诊疗当日停服，按照正常的服药时间用一小口水服下即可。

结肠镜诊疗前需要口服清肠剂进行肠道准备，目前可使用的清肠剂种类很多，聚乙二醇电解质散是目前安全性最高的一种清肠剂。下面介绍该种清肠剂的服药方法：每袋药溶解于 1 升温水中（不建议使用热水），配成溶液；服药时为了药物充分发挥作用，每 15 分钟服用 250 毫升，每袋药需要 1 小时内服用完毕。服药后可以增加走动，促进肠道蠕动，以此促进排便。结肠镜诊疗前一日晚上 9 点服用第一袋清肠剂，根据诊疗时间，诊疗当日诊疗前 4~6 小时服用剩下两袋清肠剂。

三、其他方面

消化内镜诊疗前需要进行血化验、心电图等相关检查，排除消化内镜检查的禁忌证之后才能进行诊疗。无痛消化内镜诊疗需要麻醉医生进行麻醉术前评估，合格后才能进行无痛消化内镜诊疗。

📖 消化内镜诊疗的常见并发症

消化内镜诊疗是一种有创的操作，诊疗过程中和诊疗后有一定的出血、穿孔的风险，但发生的概率非常低，医护团队会进行相关注意事项的告知。

一、出血

胃肠镜检查不会存在出血风险，进行取活检、息肉切除等消化内镜治疗时偶尔会发生，如果发生出血，会有呕血、黑便、头晕、脸色发白等表现。少量的渗血，在多数情况下是可以自行愈合的。如果出血量大，医生会进行急诊消化内镜下的止血治疗。

二、穿孔

穿孔是消化内镜诊疗相对比较严重的并发症。消化内镜诊疗过程中如果发生穿孔，医生们会及时进行创面封闭，是类似于缝合的一种技术，可以保证消化内镜诊疗的安全。消化内镜诊疗后，如果发生迟发性穿孔，会出现持续性的腹痛、发热等表现，需要及时前往医院就诊。

实际情况是，出现以上并发症的概率是非常低的，下面为大家分享几个病例。

病例一

62 岁的张阿姨在门诊胃镜诊疗时，医生发现胃里有可疑的病变，并在胃镜下进行了取活检，用于病理诊断。张阿姨在胃镜诊疗后的第三天，因出现了大便发黑、浑身乏力、脸色苍白的症状急忙在附近的医院急诊进行了诊治。血常规检查结果显示红细胞处于正常值偏低的水平，提示有出血的情况存在，医生立即进行了急诊胃镜检查，结果发现原活检处正在渗血。医生及时进行了相应治疗，张阿姨的渗血情况没有再发生。事后询问："您是什么时候出现的这种情况？有没有严格按照医生给您的注意事项上的内容做？"最后张阿姨说出了实情，她自己觉得没有什么不舒服，所以就继续服用阿司匹林药物了，没有按照要求停服这类药物。没有停药，就是造成张阿姨胃镜诊疗之后发生渗血的原因。

病例二

55岁的李先生因病就诊，结肠镜检查出结肠息肉，征得同意后，医生们进行了门诊息肉切除的结肠镜治疗。这位李先生在术后第二天出现了便血的现象。急诊结肠镜显示，在原息肉切除部位的钛夹旁有渗血，医生询问李先生："您这几天在家里休息了吗？"李先生说："我术后第二天没觉得什么不适，所以就带着孙子去公园遛弯了。"提早活动，就是李先生术后出血的原因。

病例三

69岁的老先生在儿女的劝说下进行了结肠镜的检查，检查中发现肠道中有多个结肠息肉，而且息肉的大小各不相同。医生在门诊进行了结肠镜下息肉切除手术，手术过程中一共切除了9个，大小在0.5~1.5厘米。结肠镜诊疗结束后，护士对老先生详细讲解了术后的注意事项。一周之后，老先生恢复到了检查前的状态，没有任何不舒服的现象。那么，这位老先生又是怎么做的呢？

护士在随访中得知，他遵医嘱减少了活动，以休息为主，前三天没有下楼活动，主要是卧床休息，偶尔下地上厕所。

在吃饭方面，术后前三天主要吃了米汤、藕粉、酸奶、米粥，每次都吃得并不多，有的时候一天吃 6 顿饭，保证少食多餐。在术后第四天的时候吃了比较软的面条、米粥，面条里没有放蔬菜，又吃了香蕉等软的水果。术后第五天吃了软面包、绿叶蔬菜、粥、面条。术后第六天和第七天，老先生慢慢恢复到了正常饮食。

老先生平时口服的药物只有降压药，每天正常规律服用。

因为严格遵守术后的注意事项，老先生术后没有任何不舒服的症状发生，恢复得也很快。

■ 不同消化内镜诊疗后的注意事项

一、普通胃镜诊疗后的注意事项

胃镜诊疗后的 1 小时内，咽部的麻醉药仍可以发生作用，此期间不能喝水和吃任何食物。诊疗后 1 小时，当咽喉部无明显麻木症状时，可先喝一小口水，没有异常情况发生再开始正常吃饭、喝水。胃镜诊疗结束后，如果咽部有疼痛或者不舒服的症状，可以口含草珊瑚含片、金嗓子喉宝、龙角散等来缓解症状。

对于胃镜取活检的情况，特别是老年人，检查 2 小时之后才可以开始喝水，吃一些温软、易消化的食物，不能吃生冷、硬、有刺激性的食物，不能吸烟、喝酒、喝浓茶和咖啡，这些有可能导致创面的再次出血。

二、普通结肠镜诊疗后的注意事项

医生在结肠镜检查时为了观察到整个肠道情况，避免漏诊的发生，会适量地进行充气。结肠镜诊疗结束后，患者会有轻微腹胀的现象，这属于正常现象。诊疗后可以通过增加走动或去洗手间排气来缓解腹胀。腹胀症状消失后，可以开始正常吃饭、喝水。如果出现了持续性腹痛、腹胀、血便等现象，需要及时前往医院就诊。部分患者在结肠镜取活检之后会出现少许的便血情况，这多属于正常现象，观察一段时间之后通常不会再出现，可以不用担心。

三、无痛消化内镜诊疗后的注意事项

无痛消化内镜相对普通消化内镜诊疗有一定的风险。无痛消化内镜诊疗完毕后，患者会在恢复室进行 30 分钟的监护观察。无痛诊疗可能会出现头晕、恶心、呕吐等情况，这种症状因人而异。无痛诊疗全程需要家属陪同以保证安全。诊疗后完全清醒 2 小时后，如果没有恶心、呕吐、腹胀、腹泻等情况，可以喝水，进流食，

如粥、稀饭、豆浆、豆腐脑、藕粉、排骨汤等。检查后24小时内，患者不能开车、骑自行车或电动车，也不宜做一些重大的决定，如签署文件等。

四、息肉切除术后的注意事项

（一）息肉是怎样切除的?

在医生发现息肉后，第一步，护士会协助医生进行黏膜下层液体垫的注射，目的是将息肉与黏膜下层分开，保证息肉切除时的安全；第二步，护士会使用圈套器圈套息肉，待圈套位置合适后，医生使用高频电刀对息肉进行切除，最后使用组织夹对创面进行封闭。

（二）留在腹中的夹子要紧吗?

息肉切除后，医生还要对创面用组织夹进行封闭处理，如果不使用组织夹，也可以使用高频治疗钳进行电凝止血。经常有患者会担心组织夹留在腹中会不会有一些不适。这个大可不必担心，组织夹长度很短，不会造成任何不舒服，随着黏膜的愈合，组织夹会自动脱落，随大便一起排出。

（三）饮食

息肉切除术后前3天，需要吃一些无渣流食或半流食，比如大米稀粥、藕粉、酸奶等，也可以吃全营养的配餐，吃饭时要少吃一点，一天可以多吃几顿。3天后可以吃少量的蔬菜和水果。1周之内不能吸烟、饮酒、吃辛辣油腻的食物。1周之后可以恢复到正常的饮食。这些饮食是为了减少大便的产生，防止组织夹脱落。

（四）活动

息肉切除术后前3天需要相对卧床休息（吃饭、去卫生间等必要活动除外），1周内限制活动，可以少许遛弯，不适宜长距离活动。卧床休息时间会根据术中息肉的大小进行动态调整，医生会在息肉切除术后进行告知。

（五）药物

如果长期服用抗血栓药物（如阿司匹林、华法林、氯吡格雷、利伐沙班、达比加群等），或具有活血作用的中药（如三七、丹参等），术后需要遵医嘱继续停服一段时间，不同的药物停服时间不同；降压药可以正常服用。

五、内镜黏膜下剥离术后的注意事项

内镜黏膜下剥离术是在患者住院时开展的，术后会有专业的医护团队进行全流程的医疗护理，以此来保证患者的术后安全。

（一）饮食

食管、胃、十二指肠、结肠黏膜下剥离术后的进食时间，需根据病变部位及大小决定。食管、胃黏膜下剥离术后一般禁食 3 天，术后第 4 天可以进流食（如汤、藕粉、酸奶等），术后第 5~7 天进食半流食（如软烂的面条、软面包、米粥等），术后第 8~10 天根据恢复情况，可以办理出院，回家休息，之后逐渐过渡到正常饮食。

在十二指肠及部分食管、胃部进行创面较大的黏膜下剥离术后，禁食时间会适当延长；结肠黏膜下剥离术后多不会禁食，术后第 1 天即可开始吃流食，如果一些病变较大，术后则需要禁食 1~3 天。

（二）活动

术后根据病变大小需要卧床休息 1~3 天，1 周内限制活动。

（三）药物

如果长期服用抗血栓药物（如阿司匹林、华法林、氯吡格雷、利伐沙班、达比加群等），或者具有活血作用的中药（如三七、丹参等），术后遵医嘱需要继续停服相应的时间。部分食管黏膜下剥离术后，需要口服一些激素类药物以预防食管狭窄的发生；胃黏膜下剥离术患者，术后需要口服胃黏膜保护剂及抑酸类药物；病变较大的患者，术后会遵医嘱使用抗生素预防感染。

六、定期随访和复查

消化内镜手术后需要定期复查消化内镜。息肉切除术后，根据病理类型和息肉个数复查时间间隔 1~5 年。

内镜黏膜下剥离术后需要携带病理结果前往医生门诊咨询，一般术后 6 个月、12 个月均需要复查消化内镜。相应的复查时间，患者出院时住院医生会明确告知，因为规律复查消化内镜非常重要。

■ 关于无痛消化内镜的几点顾虑

随着消化内镜技术的发展，出现了麻醉下进行无痛消化内镜技术。而对无痛消化内镜，患者往往有以下一些疑问。

一、做消化内镜选择麻醉还是不麻醉？

如果你告诉医生想做消化内镜，医生会问你想做普通的（不麻醉的）还是无痛的（麻醉的）。这个时候该如何选择呢？

首先说一下胃镜，胃镜检查是通过一根管子经过咽部（嗓子眼）进入食管和胃内。人的咽喉部有防御反应，当胃镜刚到咽部时会产生恶心的感觉，而胃镜经过咽部后一些人会慢慢适应。因此，普通胃镜的不适感主要是恶心，通常不会有疼痛感，哪怕是取活检、切息肉，患者一般也不会感到疼痛。而这种恶心的程度是因人而异的，有些人晨起刷牙时会干呕，有些人做咽拭子检测时会感到恶心，而有些人恶心的感觉并不明显。因每个人的敏感程度不同，部分人是可以耐受普通胃镜的，但对咽部刺激敏感的患者可能会难以耐受。只因检查过程中频繁的干呕会影响医生的操作和观察，故选择前需对咽喉反应进行评估。

再说结肠镜，人的肠子"九曲十八弯"，结肠镜通过肠子拐弯处时可能会产生轻微的疼痛感。为了能看清肠子内的情况，医生会往肠道内打气，以此撑开肠道，故患者会产生腹胀感。因此，普通结肠镜的不适感主要是腹痛和腹胀。同样，腹痛的程度也是因人而异，每个人对疼痛的耐受程度不同，多数人是可以忍受这种轻微胀痛的。经验丰富、操作娴熟的医生也会通过手法尽量减少患者的疼痛。此外，每个人的肠道也有差异。有些人肠道通畅可以顺利进镜，往往没有什么不适。而有些人长期便秘、做过腹部手术、存在肠道粘连、极端肥胖或消瘦，故他们在做结肠镜时，进镜的难度会增大。

总之，就胃镜和结肠镜检查而言，麻醉就是为了"不难受"，不同的人可以根据自己的耐受程度进行选择。

二、麻醉的过程是什么样的？

麻醉消化内镜也称无痛消化内镜，顾名思义就是让患者没有痛苦地完成检查。麻醉医生从手臂上的静脉注入麻醉药，给药之后，患者会很快进入睡眠状态（麻醉镇静）。检查结束后数分钟即可苏醒。相当于睡一觉，检查就做完了，并且患者往往会觉得睡得很香。检查结束后会继续让患者卧床休息一会儿，完全清醒后才能离开医院。麻醉消化内镜必须要有家属陪同，因为患者在检查过程中是"睡过去"的状态，无法做出息肉是否切除等决策。

麻醉后，患者当天不能开车，这时候开车算"醉驾"。

三、麻醉会让人"变傻"吗？

无痛消化内镜所用的麻醉药物代谢快、苏醒迅速、副作用非常小。医学顶尖的权威期刊上面发表的研究表示，单次短时间（4小时以内）的全身麻醉不会增加神经发育不良的风险。短暂的麻醉是不会对认知能力和记忆能力造成影响的。

四、所有人都可以麻醉吗？

不是。患者必须通过麻醉评估才可以进行麻醉。评估方法是先抽血化验、做心电图，60岁以上的人还需要做超声心动检查，然后拿着这些检查的结果去找麻醉科医生评估。大多数人可以做麻醉，但有些人是不推荐做的，比如心肺功能不好、合并症多的老年人，或者反流误吸风险高的患者等。

附 表

表 1 消化内镜诊疗前的注意事项

		诊疗前一周	诊疗前三天	诊疗前一天	诊疗当天（诊疗操作前）
胃镜		遵医嘱停服抗血栓药物；结肠镜诊疗需提前一周注意饮食：不能服用带皮、带籽及不好消化的食物；便秘患者需要提前一周服用易消化、低纤维食物。	—	—	诊疗前 6~8 小时不能吃任何食物，诊疗前 4 小时不能喝水
结肠镜			服用易消化、低纤维食物	服用第一袋清肠剂	诊疗前 4~6 小时服用第二、第三袋清肠剂
结肠息肉切除（EMR）			服用易消化、低纤维食物	服用第一袋清肠剂	诊疗前 4~6 小时服用第二、第三袋清肠剂
内镜黏膜下剥离术	食管		—	—	诊疗前 6~8 小时不能吃任何食物，诊疗前 4 小时不能喝水
	胃		—	—	
	十二指肠		—	—	
	结直肠	注：内镜黏膜下剥离术完成，住院期间会由专业的医护团队进行全流程的医疗护理。	服用易消化、低纤维食物	服用第一袋清肠剂	诊疗前 4-6 小时服用第二、第三袋清肠剂

表 2　消化内镜诊疗后的注意事项

		诊疗当天（诊疗操作后）	诊疗后第一天	诊疗后第三天	诊疗后第七天
胃镜		2 小时后进食温软、易消化食物	取活检患者，遵医嘱继续停服抗血栓药物		
结肠镜		腹胀症状缓解后正常进食			
结肠息肉切除（EMR）	食管 胃 十二指肠 结直肠	无腹胀症状后进食流食	诊疗前三天进食无渣流食或半流食；卧床休息 3 天	诊疗后第二天进食	诊疗后第四天逐渐开始软食，逐渐过渡到普通饮食遵医嘱服停服抗血栓药物继续停服相应天数
内镜黏膜下剥离术		诊疗后根据病变部位及大小不同，禁食时间与卧床休息时间不同；根据身体恢复情况逐渐恢复饮食：由流食—半流食—软食—普通饮食，逐渐过渡			

125

参考文献

［1］ 李益农，陆星华．消化内镜学 [M].2 版 . 北京：科学出版社，2004.

［2］ MODLIN I M，KIDD M，LYE K . From the lumen to the laparoscope. Archives of Surgery，2004，139（10）：26–1110.

［3］ HOPKINS H H，KAPANY N S . A Flexible Fibrescope，using Static Scanning. Nature，1954，173：39–41.

［4］ WALK L. The history of gastroscopy. Clio Medica，1966，1：209‒222.

［5］ HIRSCHOWITZ B I. Endoscopic examination of the stomach and duodenal cap with the fiberscope. Lancet，1961，1（7186）：1074–1078.

［6］ 国家消化内镜专业质控中心，国家消化系疾病临床医学研究中心（上海），国家消化道早癌防治中心联盟，等．中国早期食管癌及癌前病变筛查专家共识意见（2019 年，新乡）.中华消化内镜杂志，2019，36（11）：793–801.

［7］ China Kadoorie Biobank Collaborative Group. Hot Tea Consumption and Its Interactions With Alcohol and Tobacco Use on the Risk for Esophageal Cancer：A Population–Based Cohort Study. Ann Intern Med，2018，168（7）：489–497.

［8］ HE Z，LIU Z，LIU M，et al. Efficacy of endoscopic

screening for esophageal cancer in China（ESECC）：design and preliminary results of a population-based randomised controlled trial. Gut，2019，68（2）：198-206.

[9] WEI W Q，CHEN Z F，HE Y T，et al. Long-Term Follow-Up of a Community Assignment，One-Time Endoscopic Screening Study of Esophageal Cancer in China. J Clin Oncol，2015，33（17）：7-1951.

[10] 杜奕奇，蔡全才，廖专，等. 中国早期胃癌筛查流程专家共识意见（草案）（2017 年，上海）. 胃肠病学，2018（2）：8-14.

[11] 国家消化系统疾病临床医学研究中心（上海），国家消化道早癌防治中心联盟，中华医学会消化内镜学分会. 中国早期结直肠癌筛查流程专家共识意见（2019，上海）. 中华内科杂志，2019，58（10）：736-744.

[12] BAI Y，XU C，ZOU D W，et al. Diagnostic accuracy of features predicting lower gastrointestinal malignancy：a colonoscopy database review of 10，603 Chinese patients. Colorectal Dis，2011，13（6）：62-658.

[13] ISHIHARA R，ARIMA M，IIZUKA T，et al. Endoscopic submucosal dissection/endoscopic mucosal resection guidelines for esophageal cancer. Digest Endosc，2020，32：452-493.

[14] HATTA W，GOTODA T，KOIKE T，et al. History and future perspectives in Japanese guidelines for endoscopic resection of early gastric cancer. Digest Endosc，2020，32：180‐190.

[15] IWAI T，YOSHIDA M，ONO H，et al. Natural History of Early Gastric Cancer：a Case Report and Literature Review.

J Gastric Cancer, 2016, 17: 88‑92.

[16] YANG CH, QIU Y, LI X, et al. Bleeding after endoscopic submucosal dissection of gastric lesions. J Digest Dis, 2020, 21: 139‑146.

[17] SUN F, YUAN P, CHEN T, et al. Efficacy and complication of endoscopic submucosal dissection for superficial esophageal carcinoma: a systematic review and meta-analysis. J Cardiothorac Surg, 2014, 9: 78.

[18] 中华医学会消化内镜学分会内痔协作组. 中国消化内镜内痔诊疗指南及操作共识（2021）. 中华消化内镜杂志, 2021, 38（9）: 676–687.

[19] INOUE H, MINAMI H, KOBAYASHI Y, et al. Peroral endoscopic myotomy（POEM）for esophageal achalasia. Endoscopy, 2010, 42（4）: 71–265.

[20] LENA S SUN, GUOHUA LI, TONYA L K MILLER, et al. Association Between a Single General Anesthesia Exposure Before Age 36 Months and Neurocognitive Outcomes in Later Childhood. JAMA, 2016, 315（21）: 2312–2320.

[21] ANDREW J DAVIDSON, NICOLA DISMA, JURGEN C DE GRAAFF, et al. Neurodevelopmental outcome at 2 years of age after general anaesthesia and awake–regional anaesthesia in infancy（GAS）: an international multicentre, randomised controlled trial. Lancet, 2016, 387（10015）: 50–239.